吃得對

踢走慢性病

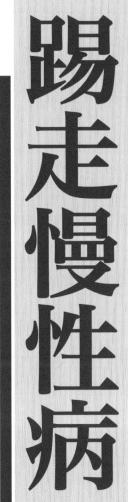

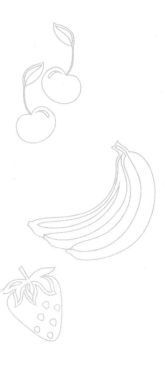

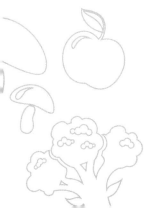

前言

　　慢性病是一類起病隱匿、病程長且病情遷延不癒，病因複雜，有些尚未被完全確認的「慢性非傳染性疾病」。據統計，其中惡性腫瘤、心血管疾病、糖尿病等慢性病已躍居我國居民死亡原因的最前列。因此，如何預防慢性病成為事關人們健康的頭等大事。

　　其實，很多慢性病是吃出來的。口味重、無肉不食、菜裏油汪汪、無節度地吃夜宵、抽煙飲酒……口不擇食等不良的飲食和生活習慣，使當下許多人成為慢性病的高發人群，於是高血壓、糖尿病、冠心病、腫瘤接踵而至；也有越來越多的人，由於放縱飲食，正成為慢性病的「預備軍」，甚至還包括一些兒童及青少年。

　　預防慢性病，首先要管住嘴，通過合理的膳食干預慢性病的發生。現代人已不再為吃飽發愁，飲食不應該只是滿足口舌之欲，更要肩負起健康的使命。要明白能吃甚麼，不能吃甚麼；認清哪些是良好的膳食習慣，哪些是不合理的飲食習慣，既要吃得好，又要吃得健康。

本書結合中國慢性病高發的現狀，以《中國居民膳食指南（2016）》為指導，遵照營養學和傳統中醫食療理念，告訴讀者預防慢性病應該吃甚麼，不應該吃甚麼。主要內容包括：如何通過均衡飲食避免肥胖；吃對一日三餐，不讓慢性病盯上；「三減三健」降低慢性病風險；吃對食物養五臟；高發慢性病及多發慢性病飲食調理方案等等。

　　中醫有句古話：「上工不治已病治未病。」對於慢性病來説，更是預防重於治療。合理的膳食是控制慢性病發生的最佳方案，飲食調理得當，不但可以保持人體正常功能，還能提高人體免疫力，讓各種慢性病無立錐之地。

　　最後，衷心祝願每一位讀者吃出健康和快樂，不病不憂，輕鬆活過 100 歲！

　　溫馨提示：本書介紹內容僅限於飲食調理，有疾病應儘早去醫院治療並遵從醫囑。

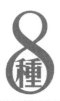

8種 易患慢性病體質食療方案

陽虛體質 溫熱散寒

【症狀】 平時怕寒喜暖，手足冰涼，飲食生冷則容易腹痛腹瀉。

【飲食調養】 溫陽祛寒，溫補脾腎。腎為一身陽氣之根，脾為陽氣生化之源，所以應該著重調補。

【推薦食材】 桂圓、生薑、韭菜、羊肉、蝦

當歸生薑羊肉湯 [散寒，暖陽]

材料

羊瘦肉 250 克，當歸 10 克，鮮薑片 20 克，鹽 4 克。

做法

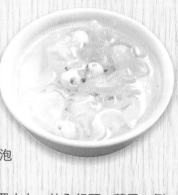

❶ 羊瘦肉洗淨，切塊，放入沸水中焯燙去血水；當歸洗淨浮塵。

❷ 鍋置火上，倒油燒至七成熱，炒香薑片，放入羊肉塊、當歸翻炒均勻，倒入適量清水，大火燒開後轉小火煮至羊肉爛熟，加鹽調味，去當歸、生薑，食肉喝湯即可。

陰虛體質 滋陰補虛

【症狀】 主要表現為上火、面部燥紅、睡眠多汗、月經不調、耳鳴等。

【飲食調養】 補陰清熱，滋養肝腎。陰虛體質者關鍵在於補陰。要少吃辛辣和熱性食物。

【推薦食材】 黑豆、淮山、銀耳、梨、鴨肉

銀耳蓮子湯 [滋陰潤肺，降火]

材料

乾銀耳 1 朵，蓮子 10 克，冰糖適量。

做法

❶ 銀耳用清水泡發，洗淨，去蒂，撕成小朵；蓮子洗淨，用清水泡透，去芯。

❷ 砂鍋倒入適量溫水置火上，放入銀耳、蓮子，倒入沒過鍋中食材約 3 厘米的溫水，大火煮開後轉小火煮 1 小時，加冰糖煮至溶化即可。

血虚體質 補血養血

【症狀】心血不足、心悸、神志不安等，還會伴隨有脫髮、月經不調、不孕等。

【飲食調養】改善血虛體質以補血為主。改掉挑食的壞習慣，合理攝入營養，均衡膳食。

【推薦食材】紅棗、菠菜、紅蘿蔔、豬血、烏雞

花生菠菜 補血養顏

材料

熟花生50克，菠菜300克，蒜末、鹽、麻油各適量。

做法

❶ 菠菜擇洗乾淨，入沸水中焯30秒，撈出，瀝乾水分，待涼，切段。

❷ 取盤，放入菠菜段、花生，用蒜末、鹽、麻油調味即可。

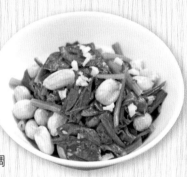

氣虛體質 益氣健脾

【症狀】動則氣短，渾身乏力。因此容易出現胃腸變弱、疲勞、發冷、感冒、食量減少等。

【飲食調養】氣虛體質的人不宜多食油膩、甜膩、刺激性強的食物，且進食時要細嚼慢嚥。

【推薦食材】糯米、花生、馬鈴薯、牛肉、鱸魚

馬鈴薯燒牛肉 養脾胃，補氣虛

材料

牛肉300克，馬鈴薯塊250克，料酒、醬油、醋各15克，葱末、薑片各10克，芫茜段、白糖、鹽各5克，花椒2克。

做法

❶ 牛肉洗淨、切塊，焯燙。

❷ 鍋內倒油燒至六成熱，爆香葱末、薑片、花椒，放牛肉塊、醬油、料酒、白糖、鹽翻炒，倒入砂鍋中，加清水，大火燒開後轉小火燉50分鐘，加馬鈴薯塊繼續燉至熟軟，放醋拌勻，收汁，撒芫茜段即可。

【症狀】 臉色或唇色發黯，易生雀斑色斑，大便發黑，還易出現關節痛、頭痛、手腳發冷等症狀。

【飲食調養】 改善血瘀體質，重在活血祛瘀，補氣行氣。日常飲食中要少吃酸澀、寒涼食物。

【推薦食材】 紅豆、木耳、小棠菜、山楂、茄子

山楂紅棗蓮子粥　化瘀血，養心神

材料

大米 100 克，山楂肉 50 克，紅棗、蓮子各 30 克，紅糖 10 克。

做法

❶ 大米洗淨，用水泡 30 分鐘；紅棗、蓮子各洗淨，紅棗去核，蓮子去芯。

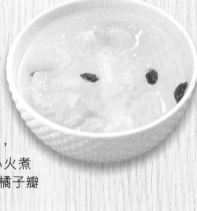

❷ 鍋置火上，倒入適量清水大火燒開，加大米、紅棗和蓮子燒沸，待蓮子煮熟爛後放山楂肉，熬煮成粥，加紅糖拌勻即可。

【症狀】 形體消瘦或偏胖，面色晦黯或萎黃，平時性情急躁易怒，容易激動，或憂鬱寡歡。

【飲食調養】 氣鬱體質者調理重在疏肝理氣。同時，肺負責氣的運行，也要通過飲食調養提高肺功能。

【推薦食材】 蕎麥、芫茜、蘑菇、橘子、茴香

橘瓣銀耳羹　疏理氣機

材料

橘子 100 克，銀耳 15 克。

做法

❶ 銀耳用清水泡發，擇洗乾淨，撕成小朵；橘子洗淨，去皮，分瓣。

❷ 鍋置火上，放入銀耳和適量清水，大火燒開後轉小火煮至湯汁略稠，加橘子瓣即可。

痰濕體質
祛濕化痰

【症狀】形體肥胖、嗜食肥甘、神倦、嗜睡、口中黏膩或便溏。

【飲食調養】痰濕之生，與肺、脾、腎三髒關係密切，所以重點在於調補肺、脾、腎。

【推薦食材】薏米、白蘿蔔、扁豆、鱸魚、紫菜

特稟體質
防止過敏

【症狀】適應能力差，遺傳性疾病有垂直遺傳、先天性、家族性特徵，容易過敏。

【飲食調養】特稟體質者在飲食上宜清淡、營養均衡，粗細搭配適當，葷素配伍合理。

【推薦食材】糯米、金針菇、椰菜花、葡萄、雞肉

木耳清蒸鯽魚 利濕消腫

材料

乾黑木耳 25 克，乾冬菇 10 克，鯽魚 250 克，葱段、薑片、料酒、植物油、白糖、鹽各適量。

做法

❶ 乾黑木耳泡發，洗淨，撕成小片；乾冬菇泡發，洗淨，去蒂後切片。

❷ 將鯽魚放入碗中，加入薑片、葱段、料酒、白糖、鹽、植物油，然後覆蓋黑木耳、冬菇片，上籠蒸半小時即可。

金針菇炒肉絲 強身健體，防過敏

材料

金針菇 200 克，肉絲、紅椒絲各 50 克，醬油 5 克，鹽 3 克，澱粉適量。

做法

❶ 金針菇洗淨切去根，切段；肉絲用醬油、鹽和澱粉醃漬，滑炒至變色盛出。

❷ 鍋內倒油燒熱，放金針菇煸炒，加醬油、鹽翻炒，倒肉絲和紅椒絲翻炒均勻即可。

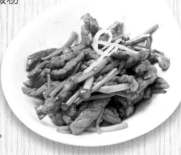

目錄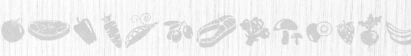

第一章　營養均衡，健康長壽

第二章　吃對三餐，慢性病絕緣

第三章　三減三健，吃出健康

第四章　吃養五臟，慢性病不侵

第五章 改善濕虛瘀，防癌養身

第六章 防治四高，吃進健康

第七章　其他常見慢性病，防治飲食宜忌全攻略

防病先要「管住嘴」

慢性病 = 飲食習慣病

當下最高發的慢性病有哪些

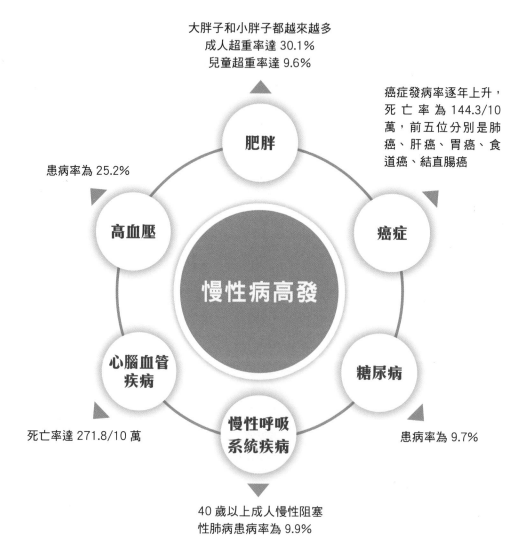

大胖子和小胖子都越來越多
成人超重率達 30.1%
兒童超重率達 9.6%

癌症發病率逐年上升，死亡率為 144.3/10 萬，前五位分別是肺癌、肝癌、胃癌、食道癌、結直腸癌

患病率為 25.2%

肥胖

癌症

慢性病高發

高血壓

心腦血管疾病

糖尿病

慢性呼吸系統疾病

死亡率達 271.8/10 萬

患病率為 9.7%

40 歲以上成人慢性阻塞性肺病患病率為 9.9%

注：數據來源參照《中國居民營養與慢性病報告（2015）》

重口味，慢性病找上門

油、鹽、糖是人們日常飲食中不可或缺的調味料，也是維持人體生命活動的必需品，適當攝取對健康有很大幫助，但過量攝取則容易使人患上肥胖、「三高」等慢性病。

▶ 油、鹽、糖攝入超標

現在不少人都比較重口味，表現在愛吃油炸燒烤食物，喜歡喝各種碳酸飲品，還有做菜總嫌口味淡，不加節制的添加食鹽和醬油，不健康的飲食習慣導致油、鹽、糖攝入超標。營養學認為，鹽吃多容易得高血壓，糖吃多容易得高血糖，油吃多容易得高脂血症。

▶ 油、鹽、糖應該怎麼吃

中國營養學會推薦，居民的膳食中每日攝入 3.8 克的鹽便能滿足所需，不得超過 6 克；每日烹調油量攝入保持在 25~30 克為宜；人體每日攝入的單、雙糖等簡單糖類（糖類包括糖和澱粉，一般所說的有甜味的糖應為簡單糖）的重量在 40 克左右為宜。

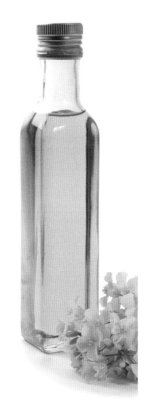

1. 每天用油量限制在 30 克。

每天用油量限制在 30 克以內（約 2 湯匙），多以植物油為主，其中花生油、菜籽油都是不錯的選擇。對於動物油少吃為好，因為其中所含的飽和脂肪酸和膽固醇相對較高。

2. 每天用鹽量控制在 6 克以內。

人體每日攝鹽量不宜超過 6 克，相當於一啤酒瓶蓋的量，也可以購買正規的限鹽匙。另外，選擇低鈉鹽也能減少人體對鈉元素的攝入。

3. 每天大約可攝取 40 克糖。

人體每日可攝取的簡單糖類為 40 克左右，大約 2.5 湯匙。在生活中應該這樣限糖：做菜少放糖；觀察食物的營養標籤，選擇含糖類低的食品，且少吃甜食。

香煙不離手，心腦血管病「戀」你沒商量

吸煙並非是人們普遍定義的「嗜好」，煙草依賴也是一種疾病。總的來説，吸煙至少與 25 種疾病相關。

▶ 吸煙使人們迅速消耗着生命

挪威有關機構曾經歷時 25 年，分析了 43000 名吸煙者的健康和死亡記錄，發現每日吸 1~5 支香煙者死於心血管疾病和肺癌的危險比不吸煙者增加了 3 倍。

▶ 吸煙是心腦血管疾病的罪魁禍首

在煙霧中，人們吸入尼古丁、一氧化碳、菸鹼和其他毒性物質，不但導致癌症（尤其是肺癌）和呼吸系統疾病的危險增加，也顯著增加心腦血管疾病的危險，嚴重的後果可能是心肌梗塞、心臟性猝死和腦中風。

▶ 防治慢性病就要徹底戒煙

國外一項研究發現，年齡越小，機體越能有效修復因吸煙引起的損害，戒煙越早，損害就越小，機體需要修復的時間也越短；所以説戒煙越早，獲益越大。值得注意的是，戒煙一定要徹底，最好是全家人都戒煙，因為二手煙對身體的危害同樣巨大。

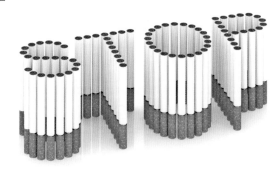

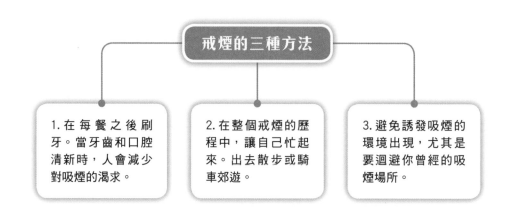

戒煙的三種方法

1. 在每餐之後刷牙。當牙齒和口腔清新時，人會減少對吸煙的渴求。

2. 在整個戒煙的歷程中，讓自己忙起來。出去散步或騎車郊遊。

3. 避免誘發吸煙的環境出現，尤其是要迴避你曾經的吸煙場所。

吃得特別素，也許更容易得「三高」

生活中，有些人有這樣的疑問：我基本上吃素，為甚麼血脂還是這麼高，人還這麼胖？其實讓人發胖和三高的，並非某一種或某一類食品，比如肉類、蛋類、奶類等，而是一種錯誤的飲食生活習慣，一個總體不平衡。如果吃進去的熱量雖然不算太多，但消耗太少的話，同樣容易變胖。

▶ 經常吃素食，熱量也容易升高

人一日三餐都要吃東西，每類食物都會佔據一定比例，包括主食、魚肉、蛋奶、蔬菜、水果、堅果等。不吃肉，總還要用其他食物來填補。比如說，不吃肉的人大多數需要增加雞蛋、奶類、堅果、豆製品，以便替代肉類供應蛋白質，來保持營養均衡，未必就比吃肉時攝入的熱量少。雞蛋、芝士、花生、瓜子之類，也是脂肪含量很高的食品，數量多了就容易熱量增高。

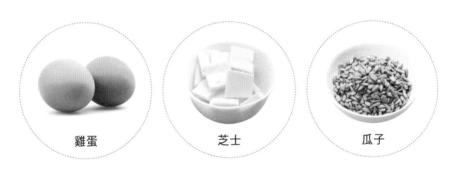

| 雞蛋 | 芝士 | 瓜子 |

這些雖然是素食，但脂肪含量很高，吃多了也容易變胖

如果雞蛋、牛奶、堅果都不攝入，至少還會吃各種主食，比如米飯饅頭、麵條烙餅、各種包點，還可能會吃餅乾、米餅、薯片、甜飲料等，這雖然是蛋白質含量很低的素食，但這些食物中也含有讓人發胖的元素，比如精白澱粉和甜食，升高甘油三酯的力量要比雞蛋、牛奶、瘦肉及魚類大。

▶ 葷素搭配才能保證營養均衡

如果你平時少吃點精白米麵，把有限的熱量多留一點給魚、肉、蛋、奶和堅果，就能保證營養均衡。比如，米飯少吃 1/3，換成等量的白切雞塊，或者清蒸魚塊；不吃餅乾零食，換成一小把核桃仁。這樣既能保證食物的合理搭配，還不容易產生高熱量和高脂肪。

控制飲酒，減少心、肝、腦損害

酒精進入人體後，90%是在肝臟進行代謝的，酒精的代謝產物乙醛對肝細胞有非常大的毒性作用；長期、大量飲酒，輕則引發酒精肝。如果不加以遏制，繼續長期或大量飲酒就會導致肝細胞壞死及纖維化，嚴重時可致酒精性肝炎、肝硬化，甚至會發展成肝癌。

健康人群飲酒一定要限量，已經患有酒精肝和病毒性肝炎的人必須要戒酒。

▶ 過量的酒精會傷害大腦、腸胃和心臟健康

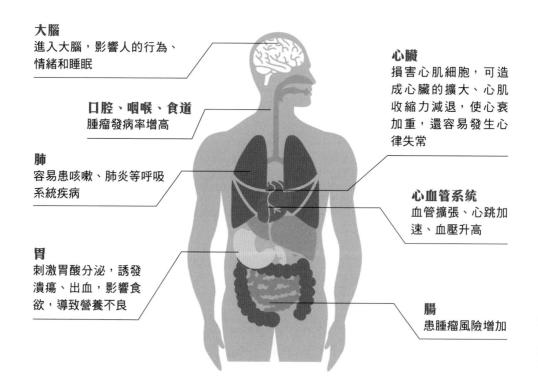

大腦
進入大腦，影響人的行為、情緒和睡眠

口腔、咽喉、食道
腫瘤發病率增高

肺
容易患咳嗽、肺炎等呼吸系統疾病

胃
刺激胃酸分泌，誘發潰瘍、出血，影響食欲，導致營養不良

心臟
損害心肌細胞，可造成心臟的擴大、心肌收縮力減退，使心衰加重，還容易發生心律失常

心血管系統
血管擴張、心跳加速、血壓升高

腸
患腫瘤風險增加

▶ 如何把握飲酒分寸

過量飲酒有害無益，中國營養學會對酒類的建議是「如飲酒應限量」。意思是，本來不飲酒的人沒必要學飲酒，有飲酒習慣的人一定要嚴格限量。因此飲酒重在把握分寸。

中國營養學會建議的成年人適量飲酒的限量值為：

成年男性一天飲用酒的酒精量不超過 25 克，相當於啤酒 750 毫升，或葡萄酒 250 毫升，或 38°的白酒 75 毫升，或高度白酒 50 毫升。

成年女性一天飲用酒的酒精量不超過 15 克，相當於啤酒 450 毫升，或葡萄酒 150 毫升，或 38°的白酒 50 毫升。

▶ 飲酒前先吃點主食或喝點牛奶

飲酒之前先吃一些饅頭、米飯或者喝一杯牛奶，可以在胃內形成一定的保護，避免酒精對胃腸的直接刺激，延緩胃對酒精的吸收，減少不適的發生。但少飲酒、不飲酒才是對胃最好的保護。

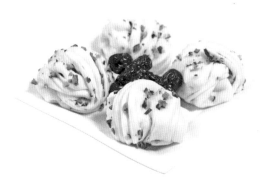

飲酒前後不要吃藥，吃了藥不要飲酒。酒精會增加藥物的毒性，降低肝臟對藥物的解毒能力。

▶ 千萬不要空腹飲酒

空腹飲酒會加速胃吸收酒精的速度，使血液中的酒精濃度快速升高，並且酒精會隨着血液循環到全身各處。所以，在你沉浸在酒香中時，肝臟為了要分解被吸收的酒精，只能努力超負荷地運轉。

空腹飲酒會損傷胃黏膜；此外，只喝酒不吃飯，會缺乏肝臟正常運轉所需的蛋白質、維他命等營養成分，進而加重肝臟的負擔。

TIPS
飲酒之後的補救

如果飲酒後胃很難受，第二天飲食要清淡，讓胃有修復的機會。先吃粥、米糊、蔬菜汁為好，米飯、饅頭、水果、肉類等食物宜後吃，否則會促進胃酸分泌，進一步傷害胃黏膜。

以上措施只是無奈之下的一種補救，一定不要因此而一再飲酒，畢竟酒精有毒性，會降低肝臟的解毒能力、損害心臟，遠離酒精才是健康的選擇。

吃得科學，才能讓慢性病遠離

平衡膳食模式——中國居民膳食寶塔

　　中國居民平衡膳食寶塔是以《中國居民膳食指南（2016）》為依據，結合中國居民膳食的實際情況制定的，目的在於把指南的各項原則用簡單的形式展現出來，更直觀，更方便人們踐行。

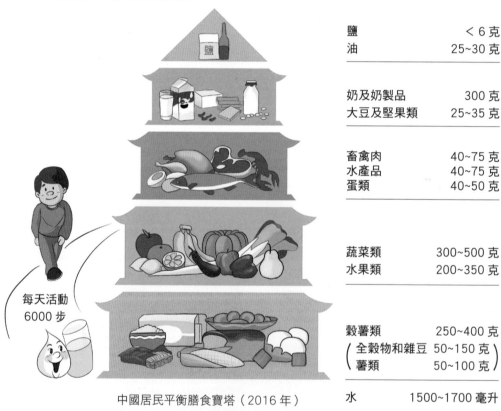

鹽	＜6 克
油	25~30 克
奶及奶製品	300 克
大豆及堅果類	25~35 克
畜禽肉	40~75 克
水產品	40~75 克
蛋類	40~50 克
蔬菜類	300~500 克
水果類	200~350 克
穀薯類	250~400 克
（全穀物和雜豆	50~150 克
薯類	50~100 克）
水	1500~1700 毫升

每天活動
6000 步

中國居民平衡膳食寶塔（2016 年）

TIPS

營養均衡與預防慢性病的關係

　　平衡膳食寶塔強調的就是各種類食物之間的攝入比例要合理。營養均衡主要是通過膳食搭配來滿足人體所需的熱量和各種營養素，日常生活中的食物要保証熱量和各種營養素含量充足、種類齊全、比例適當，確保供給的營養素與機體需要平衡。

預防慢性病標配：每天一粥一菜、一湯一茶

食物是最好的藥，只要會吃就不會被慢性病盯上。每天看似簡單的一日三餐蘊含了許多養生健康知識，吃對就能預防多種疾病。

▶ 每天一碗養生粥

古人稱粥為「神仙粥」，為世間第一滋補之物。而將滋補中藥入粥，製成藥粥食用，有健身防病的功效。

淮山枸杞粥

材料　鮮淮山 100 克，糙米 80 克，枸杞子 5 克。

做法

❶ 糙米淘洗乾淨，用水浸泡 2 小時；淮山洗淨，去皮，切丁；枸杞子洗淨。

❷ 鍋置火上，加水燒沸，放入糙米，大火煮沸後改小火熬煮至七成熟，放入淮山丁，煮軟爛後，加入枸杞子即可。

功效　該粥低脂、高養分，幫助新陳代謝，並有降低血糖及膽固醇、抗腫瘤的功效。

▶ 每天一碗養生菜

養生菜是一個代名詞，主要是指綠色食品、無公害蔬菜等，有助於身體健康的蔬菜都可以稱為養生菜。

番茄炒菜花

材料　菜花（椰菜花）300 克，番茄 100 克。

調料　葱花、鹽各 3 克，番茄醬 10 克。

做法

❶ 番茄洗淨，去蒂切塊；菜花去柄，洗淨後掰成小朵。倒入清水燒沸，將菜花焯一下，撈出。

❷ 鍋內倒油燒至六成熱，下葱花爆香，倒入番茄塊煸炒，加入番茄醬，下菜花，加鹽翻炒至熟即可。

功效　菜花有提高免疫力、抗癌的作用，番茄含維他命 C 和茄紅素等，也可抗癌、抗衰老。

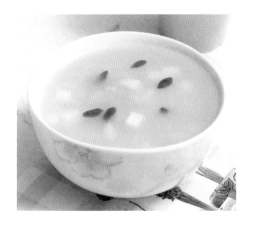

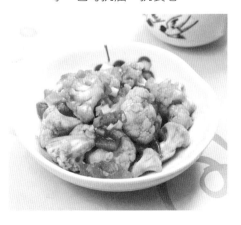

▶ 每天一碗養生湯

養生湯就是根據傳統中醫「藥食同源」的原理，使用食材、藥材搭配加工製作出來的一類有營養的湯。從功效上說，養生湯適合調養體質，養生保健。

▶ 每天一杯養生茶

茶具有預防人體內膽固醇升高，防止心肌梗塞的作用；茶多酚能清除體內過量的自由基，抑制和殺死病原菌；茶還具有促進胃腸蠕動、提神醒腦、促進胃液分泌、增加食欲等功效。喝茶還有助於預防衰老，每天喝 2~3 杯茶可起到不錯的養生保健功能。

青菜蘑菇湯

材料 蘑菇、金針菇各 100 克，菠菜 50 克。

調料 薑片 5 克，鹽 4 克，麻油適量。

做法

❶ 蘑菇洗淨，切小塊；金針菇洗淨，去根；菠菜洗淨，焯水，切小段。

❷ 鍋置火上，加水適量；放薑片煮開，加入蘑菇和金針菇。

❸ 水開後加入菠菜、鹽煮沸，淋入麻油，關火即可。

功效 此湯具有消除疲倦、增強體質，提升機體免疫力的功效。

山楂麥芽茶

材料 山楂乾品 8 片，麥芽乾品 15 克，白糖適量。

做法

❶ 將山楂、麥芽一起放入砂鍋中，倒入適量清水，大火燒沸，小火煎煮約 20 分鐘。

❷ 濾取湯汁，倒入杯中，調入白糖，即可代茶飲用。

功效 該茶可幫助消化，增強食欲，預防慢性腸炎、慢性胃炎等疾病。

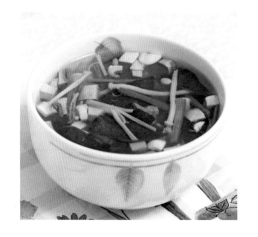

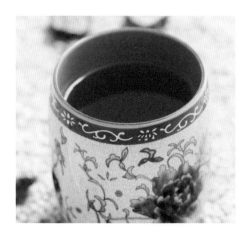

食物攝取多樣化，營養均衡不生病

健康的膳食結構應該是食物的種類要多，搭配要均衡。講求營養並不是讓你吃得索然無味，而是要瞭解有些食物不能吃太多，有的則不能吃太少，還有一些每餐都不能缺，掌握了這些基本的原則，就能吃出健康和美味。

▶ 一頓飯，至少要有三大類

一頓飯裏至少要有主食、蔬菜、含優質蛋白質的食物三大類。其中，主食品種越豐富越好，不要餐餐只是白米白麵，還要有糙米、大麥、燕麥、小米、粟米等粗雜糧，以及馬鈴薯、番薯等，能加入各種豆類就更好了。蔬菜要每頓飯都有，總量要達到煮熟的菜滿滿一碗（3.3 寸碗）才夠。優質蛋白質類食物則每頓飯最少有一種，比如瘦肉、蛋、奶、各種水產品或大豆製品等。

▶ 健康飲食講究均衡，而不是顧此失彼

讓人發胖和罹患「三高」病症的，並不是某一種食物，而是長期不均衡的飲食習慣，比如不吃肉類，卻酷愛甜食，同樣會造成肥胖。

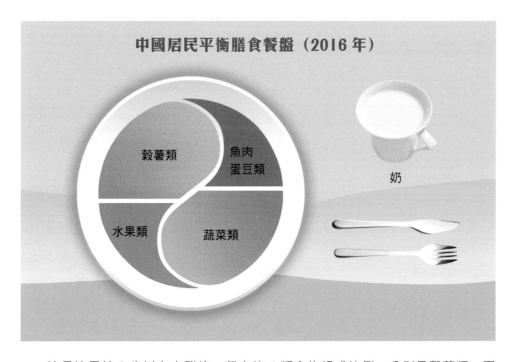

中國居民平衡膳食餐盤（2016 年）

穀薯類

魚肉蛋豆類

奶

水果類

蔬菜類

這是適用於 2 歲以上人群的一餐中的 4 類食物組成比例，分別是穀薯類、蛋白質類食物（包括動物性食物和大豆）、蔬菜、水果，每天一杯牛奶很重要。

營養密度高的食物，補充營養、抵禦疾病更有效

　　健康的飲食強調的是均衡，是多種食物共同合作，構建一個健康的飲食結構。不要妖魔化任何一種食物，也沒有任何一種食物能夠滿足人體所需的全部營養，科學的搭配能讓食物之間取長補短。當然，這不等於說食物沒有好壞之分，有的食物有益健康的成分比較多，可以預防某些疾病；有的食物不利於健康的成分比較多，經常食用可能引發某些疾病。因此在選擇上要儘量選擇「好食物」，其實就是指營養密度高的食物。

營養密度高和營養密度低的食物各有哪些

　　營養密度是指單位熱量的食物所含某種營養素的濃度，也就是說一口咬下去，能獲得更多有益成分的，就是營養密度高的食物；相反，一口咬下去，吃到的是較高的熱量、較多的油脂，就是營養密度低的。「三高」患者、肥胖人群、老年人、兒童，尤其要注重選擇營養密度高的食物。

營養密度低的食物	營養密度高的食物
往往會招致肥胖、 三高、癌症等慢性病	增強人體抵禦疾病的 能力

高糖高添加劑食物
即食麵、起酥麵包、蛋黃批、油條等

高鹽食物
鹹菜、榨菜等

高脂肪食物
肥肉、豬皮、豬油、奶油、棕櫚油、魚子等，以及炸雞翼、炸薯條、油條等油炸食物

飲料
碳酸飲料、含糖飲料等

新鮮蔬菜

新鮮水果

粗糧、雜豆、薯類

魚蝦類食物

瘦肉、禽肉

奶及奶製品，
大豆及豆製品

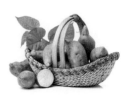

巧搭配、常換樣，常吃常新病不擾

不同的食物營養各有特點，吃得多種多樣才能得到全面的營養，這也是平衡膳食的基本要求。也就是說，食材要巧搭配、常換樣。一天下來，要儘量做到葷素搭配、多種顏色搭配、粗細搭配。

▶ 不挑食

比如，雞肉雖富含優質蛋白質，脂肪含量低，熱量也低，但是不飽和脂肪酸、鐵元素含量不高，所以要和魚肉、牛羊肉、豬瘦肉等交替來吃。再比如，菠菜屬高膳食纖維、高葉綠素食物，也不能天天都吃，要搭配其他蔬菜，如西芹、白菜、白蘿蔔、茄子、蘆筍等。

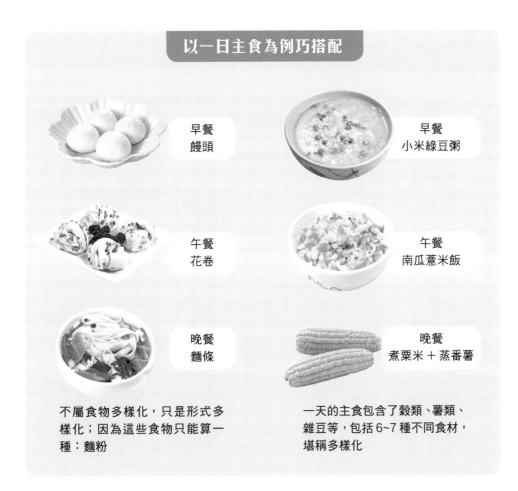

以一日主食為例巧搭配

早餐
饅頭

早餐
小米綠豆粥

午餐
花卷

午餐
南瓜薏米飯

晚餐
麵條

晚餐
煮粟米＋蒸番薯

不屬食物多樣化，只是形式多樣化；因為這些食物只能算一種：麵粉

一天的主食包含了穀類、薯類、雜豆等，包括6~7種不同食材，堪稱多樣化

緒論 防病先要「管住嘴」 ●

進餐順序改一改，防慢性病功效更好

不管是在家吃飯還是外出就餐，人們上桌後往往先專注於魚肉等主菜，間或吃點蔬菜，最後才吃主食，主食之後可能還會喝點湯，吃點水果。事實上，這個吃飯順序是需要改變的。

▶ 常規的進餐順序，很容易導致營養不均衡

剛上桌的時候往往是最餓的時候，第一口先吃肉，容易吃進去大量的脂肪和蛋白質，而且這時食欲旺盛，進食速度快，禁不住肉類的美味誘惑，很容易導致進食過量。等到吃得半飽開始關注蔬菜的時候，饑餓感已經大大緩解，對蔬菜的熱情也沒那麼高了。而最後上場的主食很可能無人問津，就算能吃得下，也吃得很少。此時如果再習慣性喝點湯，就又增加了油脂和鹽的攝入。

縱觀上述飲食順序，很容易導致脂肪和蛋白質攝入過多，碳水化合物、維他命、膳食纖維攝入不足，長此以往，肥胖、血脂升高等問題在所難免。而同樣是這些食物，調整一下進餐順序就大不一樣了。

▶ 健康的進餐順序，讓營養均衡，遠離三高

將平時習慣的進餐順序改一改，既能吃飽又不會進食過量；既保證了足夠多的膳食纖維、維他命等攝入，又避免油脂和蛋白質過量，還延緩了主食的消化速度，有效減少肥胖、高脂血症、糖尿病等危險！

喝湯

正式進餐前先喝點湯，可以起到潤滑腸道的作用。

蔬菜類菜肴和主食

蔬菜是每天應該進食最多的食物，能提供豐富的膳食纖維和維他命，還可以先把胃填個半飽，有助於減少後邊肉類等的攝入；主食搭配蔬菜類一起吃，可以減緩餐後血糖升高的速度，主食推薦全穀類、雜豆類。

水果

將水果作為正餐的一部分，在正餐之前先進食水果可以減少總熱量，還能促進水果中一些脂溶性維他命的吸收。

魚、肉類菜肴

主食飽腹感最強，吃完主食再吃肉，既不會導致肉類過量，又能補充身體所需的蛋白質。

在外進餐，怎樣才能吃出健康

在外進餐貌似是人們聚會應酬的好時機，而有分析認為，現代人飲食行為的改變和肥胖率的增加跟在外進餐的頻率增加有關。

▶ 外出應酬時的飲食狀況

經常不吃主食	菜品普遍高熱量，以大魚大肉的葷菜為主	通常會飲酒	一邊吃一邊忙著交際，吃飯的時候心思不全在吃東西上

導致的結果

蛋白質和脂肪過剩，穀類不足，膳食纖維缺乏，容易熱量超標、進食過量，易引起肥胖，還可能發生酒精性脂肪肝，甚至引發「三高」等慢性病

對策

減少不必要的應酬

掌握一些點餐技巧

1. 多點蔬菜、菌藻類、豆製品，減少肉類、海鮮類菜品的比例。
2. 先選擇涼拌、蒸煮、白灼、清炒、清燉、烤箱烤等烹調方式，不點或少點熏、煎、炸類的食品。
3. 主食多選含粗糧、豆類的，比如雜糧包、荷葉餅、粟米餅等，儘量不要點加油、鹽、糖的主食，比如蔥花酥餅、炒粉、麻糬之類。主食要提前上，別放到最後吃。
4. 如果要喝酒，要限量，並且要進食一些食物後再喝，不要空腹飲酒。
5. 應酬之後的幾天內，儘量清淡飲食，多吃蔬菜水果和粗糧豆類，以促進脂肪代謝，調整腸胃。

《中國居民膳食指南（2016）》教你怎麼吃

　　2016 年 5 月 13 日，營養界發生了一件大事，國家衛計委發佈了《中國居民膳食指南》，這是在 2007 年版的基礎上修訂而來的，主要針對當前中國居民存在的飲食問題而做出的相應建議，實用性和可操作性強。新版指南的核心內容較2007 年版有所精簡，由原來的十條建議縮減為六條。

食物多樣，穀類為主

每天的膳食應包括穀薯類、蔬菜水果類、畜禽魚蛋奶類、大豆堅果類等食物

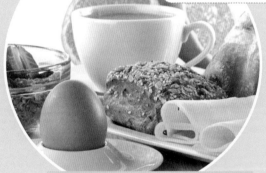

平均每天攝入 12 種以上食物，每週 25 種以上

每天攝入穀薯類食物 250~400 克，其中全穀物和雜豆類 50~150 克，薯類 50~100 克。

解讀

食物多樣化
2007 年版指南中提出平衡膳食必須由多種食物組成，而2016 年版指南中則具體提出每人「平均每天至少攝入 12 種食物，每週至少 25 種」。

穀物為主
2007 年版指南建議：一般成年人每天攝入 250~400 克穀類食物，最好能吃 50~100克全穀類食物；注意增加薯類的攝入。2016 年版指南則將薯類放入主食之列，並強調了雜豆的攝入量。

吃動平衡，健康體重

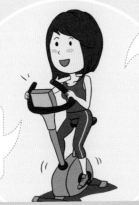

各年齡段人群都應天天運動、保持健康體重

食不過量，控制總熱量攝入，保持熱量平衡

減少久坐時間，每小時起來動一動

堅持日常身體活動，每週至少進行 5 天中等強度的身體活動，累計 150 分鐘以上；主動身體活動最好每天 6000 步。

解讀

2007 年版指南建議，成年人每天進行累計相當於步行 6000 步以上的身體活動，最好進行 30 分鐘中等強度的運動。

2016 年版指南由原來的「身體活動」強調為「主動身體活動」，意在強調要有目的地進行鍛煉。

多吃蔬果、奶類、大豆

解讀

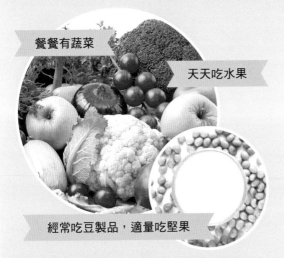

餐餐有蔬菜

天天吃水果

經常吃豆製品，適量吃堅果

吃各種各樣的奶製品，相當於每天飲用液態奶 300 克。

天天吃水果

2007 年版建議水果每人每天食用 200~400 克。

2016 年版建議天天吃水果，並將每日水果的推薦攝入量高值下調 50 克，強調果汁不能代替水果。

適量吃堅果

2007 年版建議每天攝入 30~50 克大豆或等量的豆製品；堅果適量，每週 50 克為宜。

2016 年版將堅果與大豆類食物合併，並且推薦攝入量下調，兩者相加每日為 25~35 克。

適量吃魚、禽、蛋、奶

優選魚和禽

魚、禽、蛋和瘦肉攝入要適量

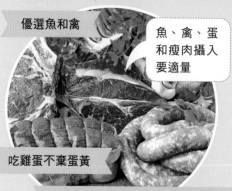

吃雞蛋不棄蛋黃

少吃肥肉、煙熏和醃製肉製品

每週吃魚 280~525 克，畜禽肉 280~525 克，蛋類 280~350 克，魚、肉、禽、蛋平均每天攝入總量 120~200 克。

解讀

以周為單位推薦動物性食物
2007 年版指南，每天推薦吃魚蝦類 75~100 克，畜禽肉類 50~75 克，蛋類 25~50 克。
因為實際狀況是人們很難一天之內吃全畜、禽和水產品，因此 2016 年版指南則以周為單位推薦動物性食物，比如今天吃了禽肉，明天可換成魚類，更方便操作。

吃雞蛋不丟棄蛋黃
這一條是 2016 年版指南新增的內容，特別強調健康人吃雞蛋時不要丟棄蛋黃。

少油少鹽、控糖限酒

培養清淡飲食習慣，少吃高鹽和油炸食品。成人每天食鹽不超過 6 克，每天烹調油 25~30 克。

控制添加糖的攝入量，每天攝入不超過 50 克，最好控制在 25 克以下。

每日反式脂肪酸攝入量不超過 2 克。

足量飲水，成人每天 7~8 杯（1500~1700 毫升），提倡飲用白開水和茶水；不喝或少喝含糖飲料。

解讀

2016 年版指南對添加糖的攝入量提出了限制，特別是甜飲料、果汁、各種糕點、烹調用糖以及加工食品中的隱性糖。

杜絕浪費，興新食尚

1. 珍惜食物，按需備餐，提倡分餐不浪費。
2. 選擇新鮮衛生的食物和適宜的烹調方式。
3. 學會閱讀食品標籤，合理選擇食品。

4. 食物製備生熟分開，熟食二次加熱要熱透。
5. 多回家吃飯，享受食物和親情。
6. 傳承優良文化，興飲食文明新風。

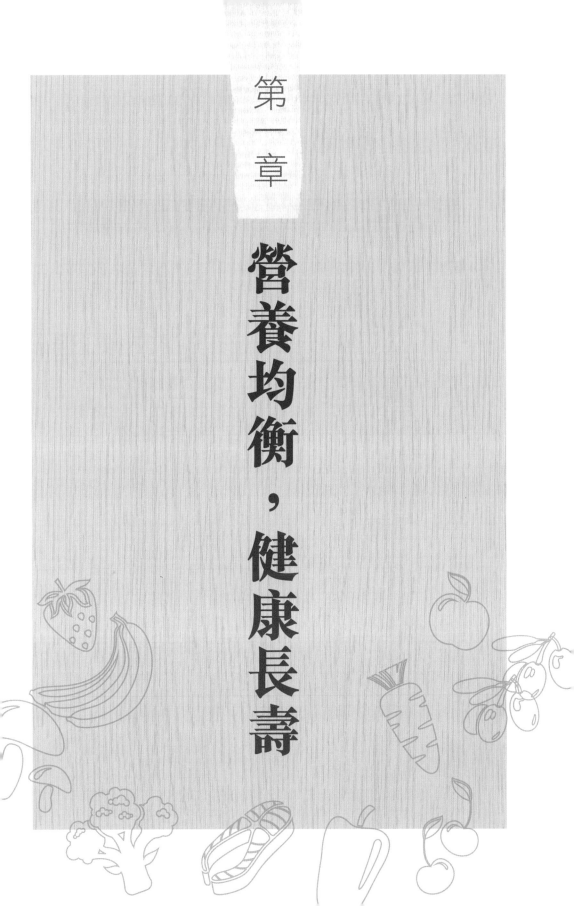

第一章

營養均衡，健康長壽

每天攝入穀薯類食物 250~400 克，控體重、穩血糖

250~400 克主食的份量示意圖

▶ 75 克饅頭（50 克麵粉）

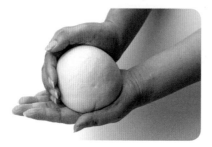

一個手掌可以托住，
五指可以抓起的饅頭，約 150 克

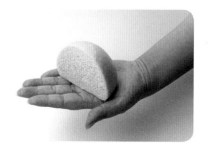

1/2 個饅頭 = 75 克

▶ 125 克米飯（50 克大米）

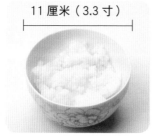

11 厘米（3.3 寸）

11 厘米（3.3 寸）碗口
半碗米飯 = 125 克

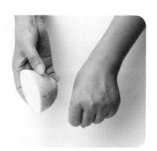

成人拳頭大小的
馬鈴薯 = 100 克

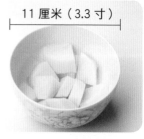

11 厘米（3.3 寸）

生馬鈴薯去皮切塊後，
標準碗大半碗 = 100 克

一日主食 舉例	 雜糧饅頭 麵粉 50 克 燕麥 25 克	 紅豆飯 大米 75 克 紅豆 25 克	 粟米粉發糕 粗粟米粉 20 克 白麵粉 30 克	 蒸紫薯 紫薯 100 克 注：份量為生重

五穀雜糧，對慢性病預防好處多多

穀類中碳水化合物佔到 70%~80%，這是人體最直接的熱量來源。穀類所提供的碳水化合物應該佔到人體每日所需總熱量的一半以上，全穀物還是膳食纖維、B 族維他命和礦物質的主要提供者。

▶ 葡萄糖供給充足，腦子才好使

碳水化合物是我們大腦唯一喜好的熱量來源，大腦需要葡萄糖來提供熱量。所以當人體血糖過低時，就會出現頭腦昏沉、精神無法集中、四肢無力、冒冷汗、失眠等症狀。而正確的供給主食就可以避免這類情況的發生。

▶ 摒棄穀類就等於投靠了肉，反而容易胖

很多人以為穀類中碳水化合物含量高，會導致發胖；所以總是採用少吃甚至不吃主食的方式來減肥，其實這是不正確的。

肥胖是因為熱量過剩導致的，但蛋白質、脂肪、碳水化合物這三大產熱營養素中，脂肪比碳水化合物更容易造成熱量過剩。

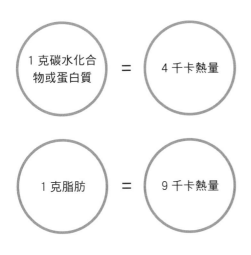

由此可見，同等重量的脂肪所產生的熱量是碳水化合物的 2.2 倍，也就是說即使少吃一口主食，但多吃了一口肉，得到的熱量更多。

TIPS

增加全穀物，預防肥胖、糖尿病、直腸癌

相比穀類，人們吃高脂肪的食物時，進食量不易控制，往往會吃得更多，易造成熱量過剩。

全穀物富含膳食纖維，適量食用不僅不會導致肥胖，還有助於控制體重，從而避免肥胖導致的心血管疾病和糖尿病的發生。此外，全穀物的合理攝入還可減少結腸癌、直腸癌的發生風險。

薯類也是好主食，防肥胖控血糖

薯類包括馬鈴薯、番薯、淮山、芋頭等，雖然澱粉含量比普通蔬菜高了一些，卻是低脂肪、高膳食纖維食物，飽腹感特別強，相比精白米麵可以潤腸通便，還能防止肥胖。

▶ 同樣吃到飽，馬鈴薯的澱粉比米飯少，更有利於控制血糖

馬鈴薯等薯類的飽腹感比米飯、饅頭強，也就是説同樣吃到飽，吃馬鈴薯獲取的澱粉要比吃米飯得到的澱粉少，對血糖的影響自然小；因此，在總熱量不變的前提下，主食適當用馬鈴薯等薯類代替精白米麵更有利於控制血糖。

用薯類替代一部分白米白麵，還能增加鉀、維他命 B_1 和維他命 C 的數量，對於控制血壓有好處。薯類還普遍含有抗氧化成分，比如紫薯含花青素。此外，淮山和番薯等膳食纖維含量高，可預防便秘、腸癌。

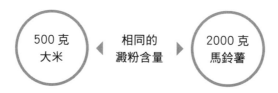

500 克
大米　　　◀ 相同的澱粉含量 ▶　　2000 克
馬鈴薯

▶ 薯類的低熱量吃法是蒸、煮、烤

要想真正發揮薯類的優勢，應該把它們當主食吃，就是不加油、鹽、糖，不油炸，採用蒸、煮、烤等方式，比如烤番薯、蒸馬鈴薯等。同時，進食此類食物後要相應減少米麵等主食的攝入量，以平衡總熱量。

番薯、淮山、馬鈴薯等切成丁，在蒸米飯的時候放在表面一起蒸熟，或者與大米、小米等做成雜糧粥食用，是很好的主食搭配。

TIPS

馬鈴薯中的抗性澱粉

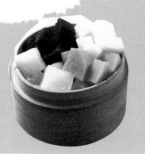

馬鈴薯飽腹感強，並且富含抗性澱粉，吸收和進入血液的速度很慢，可延緩餐後血糖升高、控制體重。抗性澱粉在生馬鈴薯中含量很高，熟後大幅降低，而熟馬鈴薯稍微放涼後抗性澱粉的量又有所提升，因此吃馬鈴薯時放至微涼效果最好。

將粗糧、雜豆融入主食，不便秘不變胖

在穀類的選擇上，營養學家提倡粗細搭配。粗糧的營養豐富，它們保留了穀物中更多的膳食纖維、B 族維他命和礦物質，發胖的風險非常小，有利於預防腸癌、便秘、糖尿病、心臟病、高脂血症等疾病。

▶ 做米飯或粥時，可以加入雜豆和粗糧

平時在製作米飯或粥的時候，可以加把豆子，比如紅豆、綠豆、芸豆、豌豆、蠶豆，還可以加入粗糧，比如糙米、大麥、粟米碎、燕麥等，這樣一來，熱量會比白米飯低許多，還能增加飽腹感。愛吃麵食的人，可在精白麵粉中加些粗粟米粉、黃豆粉、紫薯粉等。

▶ 不能只吃粗糧，放棄細糧

粗糧儘管有很多好處，但是也不要走極端，只吃粗糧放棄細糧也是不行的，粗細結合才是最好的。另外，脾胃虛弱、消化不良的人，不宜多吃粗糧，以免增加消化負擔。

▶ 腸胃不好、消化能力差的人多吃發酵麵食

俗話説「胃不好多吃麵，少吃米」，這種説法有一定道理但不夠全面。因為吃麵食能養胃，但麵食是否易消化，跟加工方式有很大關係。腸胃不好、消化不良的人最適合常吃發酵麵食。

▶ 如何吃發酵麵食最有營養

酵母含有多種維他命、礦物質和酶。經過酵母發酵製作的饅頭、麵包、包子等所含的營養成分比麵條等沒有經過發酵的麵食要高出許多，而且更有利於人體消化，還能中和多餘胃酸，養護腸胃。

但是發酵麵食最好選用酵母，而不要用小蘇打；因為小蘇打不僅不能提高麵粉的營養價值，反而會破壞麵粉中的 B 族維他命。

喜歡吃米飯的人，如果胃不好，可以儘量將飯做得軟一些，越硬的米飯越不好消化。

可以將五穀雜糧打成米糊

老人和孩子消化能力相對較弱，在食用粗雜糧的時候，要粗細搭配，並且粗糧細做，使之軟爛一些。此外，打製米糊也是比較好的攝入粗雜糧的方法。

▶ 米糊製作簡單，易於消化吸收

米糊可生胃津、健脾胃、補虛損，特別是它經過精細粉碎而形成的細膩糊狀，口感順滑、米味香醇，易於消化吸收；對於兒童、老人、病人和體弱者以及消化吸收功能較差者十分有益。

▶ 米糊的製作方法

米糊製作方便，將穀物放入米糊機或豆漿機中，加入適量水，按下「米糊」鍵後，30 分鐘內即可得到黏稠美味的米糊。而且可以將不同的五穀雜糧進行組合搭配，除了大米、小米、糙米、紫米等直接打成米糊外，還可以加入蔬菜、堅果、薯類等一起打製，各有不同的養生功效，對健康大有裨益。

▶ 保健功效好的米糊配方

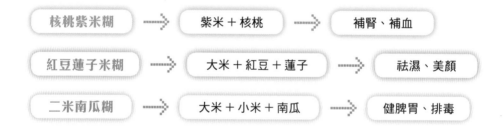

核桃紫米糊	紫米＋核桃	補腎、補血
紅豆蓮子米糊	大米＋紅豆＋蓮子	祛濕、美顏
二米南瓜糊	大米＋小米＋南瓜	健脾胃、排毒

▶ 白米飯和麵條怎麼吃更營養

白米飯和麵條都是日常食用的食物，但這兩種食物營養價值都不高。怎麼吃可以提高這兩種食物的營養價值呢？

1 剩米飯加燕麥一起煮粥，美味又營養

許多人喜歡將剩米飯煮成白粥，但這種白粥營養價值低，血糖生成指數高。建議每次放一把燕麥片一起煮。燕麥的香氣能讓剩米飯煮的粥更加味美，還能讓粥更黏稠。

2 湯麵有葷有素有營養

湯麵講究的用雞湯、肉湯來做，簡單的就用水。湯裏通常加個雞蛋，或者加兩三片肉、一些青菜，有葷有素，菜多麵少有營養。食量大的，再加饅頭、花卷、餅之類配合。

粗糧細作，既美味又營養

有些人總覺得粗糧口感不好，不愛吃。這怎麼辦呢？其實可以粗糧細作，既美味可口又營養豐富。

▶ 全麥食品口感粗糙，烤製後則香味怡人

全麥食品雖然口感粗糙，但烤製後具有比白麵包、白饅頭更濃的香氣，因為其中所含的「聚戊糖」能在高溫下產生香氣。因此，不妨在全麥麵包片的一面塗上少許橄欖油，在麵包機或烤箱裏稍微烤製。這樣烤過的麵包片很香，是美味的早餐。

▶ 燕麥片口感太滑膩，可以和大米、小米一起煮粥

燕麥片有一種滑膩的感覺，有的人不易接受。可以將它與其他食物拌在一起食用。比如，每次煮大米粥、小米粥的時候，都加入一匙燕麥片，既可以增稠，口感也很好。

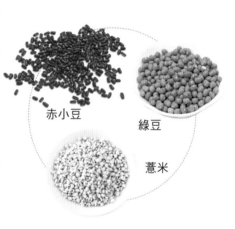

赤小豆　　綠豆　　薏米

夏季祛濕清熱之品

▶ 除了粥和飯，還可以如何利用粗糧

粗糧、豆類除用電飯鍋煮飯外，還可以放進豆漿機中，打成美味的豆漿糊，當早餐和夜宵吃。

▶ 總吃一兩種粗糧容易膩，如何變換花樣

按照飲食多樣化原則，粗糧品種也要經常更換。最好能根據自己的身體狀況和季節變換來調整品種，比如夏天可以多吃綠豆、赤小豆和薏米，有利於祛濕清熱；冬天多吃黑米和小米，這兩種粗糧都有補脾胃的作用，比其他粗糧更容易消化吸收。如果煮雜糧粥可以時常更換粗糧品種，還可以搭配桂圓、大棗、枸杞子等材料，這樣的粥會清香可口。

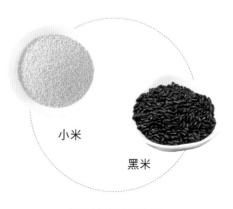

小米　　黑米

冬天補脾暖腎之物

過多食用精米白麵，變胖的風險提高

主食能有效地為身體和大腦提供必需的熱量，但這是針對健康主食而言的，過於精製的主食要適量食用。

▶ 粗雜糧是值得靠近的主食

粟米、糙米、蕎麥、燕麥、紅豆、綠豆等粗雜糧，不僅能提供碳水化合物，還能提供膳食纖維、礦物質，進食後不會急速升高血糖，還能有效預防慢性病，這類主食是該多親近的。

▶ 精製米麵要適當減少

那些精製米麵，如白麵包、白米飯、白饅頭，精米、白麵經過層層研磨，礦物質、維他命、膳食纖維等有益營養素已去除大部分了。當吃下這些食物後，血糖容易升高。對於正常人而言，長期單一食用精製米麵，發胖的風險非常大，而肥胖又是引發「三高」及心腦血管疾病的元兇，對於糖尿病患者來說更是不利於血糖的控制。

大口吃飯、小口吃菜，最容易被高血糖盯上

過去資源匱乏，為了保證能量攝入，人們往往就着幾根鹹菜就能吃下一大碗飯，逐漸養成了「大口吃飯、小口吃菜」的飲食習慣，這是不健康的。

▶ 大口吃飯，增加血糖上升的危險

米飯、麵食等主食，雖然可以帶來飽腹感；但其中所含的糖類會使血糖迅速飆高，讓人昏昏沉沉。大口吃飯，最容易攝入過多的糖類，增加血糖升高的危險。蔬菜中含有大量的膳食纖維，能延緩血糖上升的速度，並帶來飽足感。

▶ 用菜配飯，可以控制餐後血糖

先吃一碗蔬菜，配些魚肉，再開始吃米飯，而且一口飯配一口菜肴，血糖的波動就要比先吃米飯、大口吃飯小口吃菜要小得多。所以，吃飯的時候，不要光吃白飯，要用菜配飯，多菜少飯，可以幫助控制餐後血糖。

健康全穀物、雜豆、薯類推薦

富含蛋白質、β-胡蘿蔔素、葉黃素、維他命E等，可降低膽固醇、抗眼睛老化、延緩衰老，還能防癌、健腦。

富含B族維他命，可以預防腳氣病，還能滋養神經、改善失眠、健脾和胃，十分適合失眠、體虛以及脾胃虛弱者食用。

富含較多的鋅、鐵、鎂、膳食纖維以及花青素，可補腎強身、滋陰、明目、補血，並且不易引起血糖大幅波動，糖尿病患者也可以經常食用。

鮮粟米

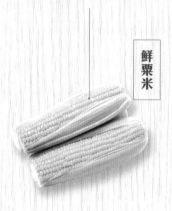

小米

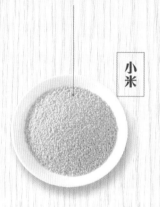

黑米

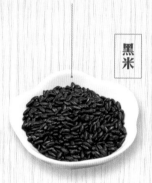

糙米

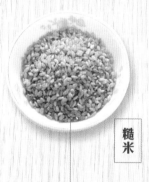
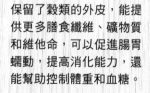

燕麥

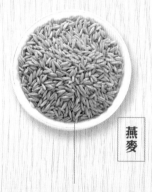

蕎麥

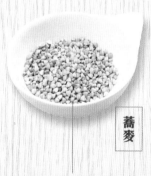

保留了穀類的外皮，能提供更多膳食纖維、礦物質和維他命，可以促進腸胃蠕動，提高消化能力，還能幫助控制體重和血糖。

富含β-葡聚糖、維他命E、鈣等，可以穩定餐後血糖、降低膽固醇、控制體重，還能潤腸通便，防治便秘。

賴氨酸、鐵、鎂、鋅等含量比一般穀物高，還含有菸酸和蘆丁，有降低人體血脂、軟化血管的作用，「三高」患者可經常食用。

第一章　營養均衡，健康長壽

含有蛋白質、B族維他命、鉀、鐵等物質，可養心補血、利尿祛濕，促進血液循環，輔助治療水腫、高血壓、心臟病等。

富含蛋白質、B族維他命、鈣、鉀等礦物質，可以強心降壓、排毒解暑、抗菌抑菌。

一種高鉀、高鎂、低鈉食物，富含蛋白質，能促進脂肪代謝，尤其適合心臟病、動脈粥樣硬化、高脂血症患者食用。

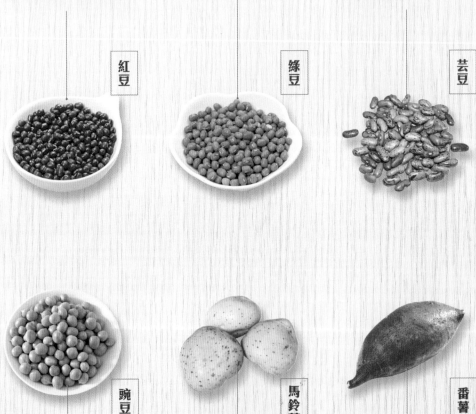

紅豆

綠豆

芸豆

豌豆

馬鈴薯

番薯

鮮豌豆富含賴氨酸、蛋白質、維他命 B₁、鎂、維他命 C 等，可以保護心血管、降血壓，還能殺菌抗毒。

富含澱粉、鉀、膳食纖維，飽腹感強，可以輔助降壓，還能促進胃腸蠕動，防治便秘。

含有豐富的澱粉、膳食纖維、胡蘿蔔素等，可以保護眼睛，還能改善便秘、預防結腸癌等。

防慢性病特效食譜

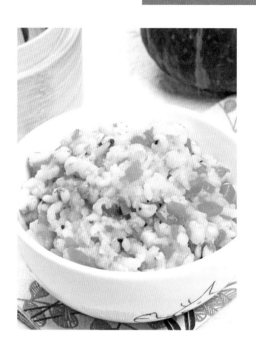

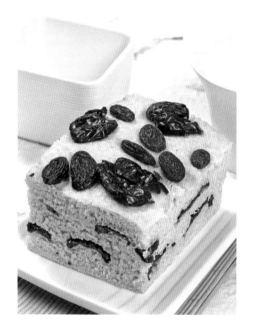

南瓜薏米飯

材料 薏米 50 克，南瓜 200 克，大米 100 克。

做法

❶ 南瓜洗淨，去皮、去瓤，切成粒。

❷ 薏米洗淨，揀去雜質，浸泡 3 小時。

❸ 大米洗淨，浸泡半小時。

❹ 將大米、薏米、南瓜粒和適量清水放入電飯鍋中。

❺ 按下「煮飯」鍵，蒸至電飯鍋提示米飯蒸好即可。

營養特色 大米中加入薏米，粗細搭配，比單獨進食白米飯能攝入更多的膳食纖維，加入南瓜後還可提供 β-胡蘿蔔素，對於平穩餐後血糖有很大好處，還能利水消腫，幫助控制體重。

粗粟米粉發糕

材料 麵粉 250 克，粗粟米粉 100 克，無核紅棗 30 克，葡萄乾 15 克，乾酵母 4 克。

做法

❶ 乾酵母加入 3 湯匙水，靜置 15 分鐘待酵母溶液冒出氣泡，倒入麵粉和粗粟米粉內揉成糰，醒發，搓條，分割成劑子，分別搓圓按扁，擀成圓餅。

❷ 麵餅放蒸屜上，撒紅棗，將第二張擀好的麵餅覆蓋在第一層上，再撒一層紅棗，將最後一張麵餅放在最上層，分別擺紅棗和葡萄乾。

❸ 生坯放蒸鍋中，醒發 1 小時，再開大火燒開，轉中火蒸 25 分鐘即可。

營養特色 這道主食由混合麵粉製作，可有效降低血脂。

每天攝入 300~500 克蔬菜，腸道順、血管通暢

300~500 克蔬菜份量圖

《中國居民膳食指南（2016）》建議每天進食 300~500 克蔬菜，但種類要儘量豐富，最好有一半以上是綠葉蔬菜，如果只吃根莖澱粉類，如馬鈴薯、番薯、南瓜、山藥（淮山）等，按照 500 克的量來吃就太多了。所以食用蔬菜重在搭配，綠葉蔬菜佔到 250~300 克，另外搭配其他種類和顏色的蔬菜即可滿足一天的需求。

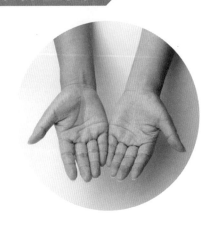

雙手併攏，一捧可以托起的量，就是一捧，多用來衡量葉菜類蔬菜

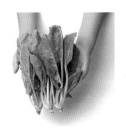

雙手捧菠菜（約 3 棵）
≈100 克

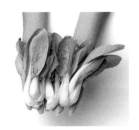

雙手捧小棠菜（約 3 棵）
≈100 克

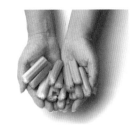

雙手捧西芹段
≈100 克

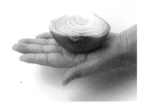

手心捧半個洋葱
≈70 克

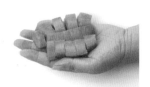

單手捧的紅蘿蔔塊
≈70 克

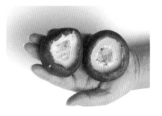

手掌放兩朵鮮香菇
≈50 克

多吃蔬菜促進腸道蠕動，預防腸道疾病

蔬菜是膳食纖維的主要來源，可以促進腸道蠕動，還能吸水膨脹，增加糞便重量，從而通便，改善便秘。蔬菜屬鹼性食物，能夠維持腸道環境的平衡，減少腸道疾病的發生。

每天吃蔬菜，不變胖、身材苗條

蔬菜的熱量大都很低，同時還富含維他命 C、膳食纖維等，飽腹感強，有助於控制體重，肥胖人群可以適當增加蔬菜的量而減少肉類等含脂肪較高食物的攝入量。比如番茄、青瓜等是可以當水果食用的蔬菜，無論當作零食還是蔬菜食用都有益於減肥。

多吃蔬菜，保護血管暢通、不淤堵

血管硬化是導致心血管疾病的主要因素之一，多吃蔬菜，尤其是綠色蔬菜有很好的軟化血管、預防心血管疾病的作用。

蔬菜可以提供豐富的維他命 C，維他命 C 能夠清除多餘的膽固醇，避免血管因膽固醇堆積而引發硬化，綠色蔬菜還能提供葉酸，可預防因同型半胱氨酸升高而引起的動脈硬化、冠心病等危險。此外，蔬菜還能提供類黃酮等抗氧化成分，延緩血管老化，疏通血液，鎂、鉀等礦物質成分在增強血管彈性方面同樣具有重要的作用。

十字花科蔬菜抗癌效果最好

十字花科蔬菜主要包括椰菜、椰菜花、西蘭花、白菜、白蘿蔔、芝麻菜（火箭生菜）等，這類蔬菜進入人體後，在某些酶的作用下會形成異硫氰酸酯，這是一種強有力的抗癌成分，而蘿蔔等還含有吲哚、蘿蔔硫素等植物化學物，也能抗氧化、抗癌。十字花科蔬菜在對抗肺癌、結腸癌、乳腺癌等方面效果比較明顯。

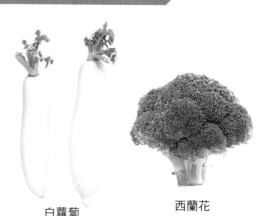

白蘿蔔　　　　　　　西蘭花

蔬菜生吃和熟吃，各有各的好處

蔬菜中有一些品種是可以直接生吃的，比如番茄、青瓜、生菜、紫椰菜等，都是涼拌菜、蔬菜沙律中經常用到的。對於這部分蔬菜，很多人會糾結怎樣吃能獲得更多的營養，這裏就說個明白。

▶ 生吃蔬菜的優點與缺點

優點：蔬菜中富含水溶性維他命，尤其是維他命C、葉酸等，不耐熱，加熱後有所損失，生吃可以更好地吸收這些營養素。直接生吃或切完簡單涼拌，簡單易行，並且低油低熱量。

缺點：不宜大量吃。《中國居民膳食指南（2016）》建議健康人每人每天進食 300~500 克蔬菜，對於某些慢性病患者來說還需要適當提高這個比例，這麼大的量，如果僅靠生吃，難度是非常大的，或者說是不太可能實現的。直接生吃的安全性也比較低，敏感的人容易有腸胃不適感。

▶ 熟吃蔬菜的優點與缺點

優點：熟吃蔬菜可以輕而易舉就吃進去足夠的份量，而且蔬菜中的某些脂溶性營養素需要用油炒才能更好地吸收。

缺點：會損失某些不耐熱的維他命，還容易攝入過多的油和鹽。

▶ 生吃和熟吃相結合

生吃和熟吃各有優點，最好的辦法是二者互相結合，讓蔬菜的營養優勢得以充分發揮。

1. 一天之中以熟吃為主，搭配涼拌蔬菜。

2. 烹調蔬菜要大火快炒，減少營養流失，並且控制油、鹽的用量，減少熱量的攝入。

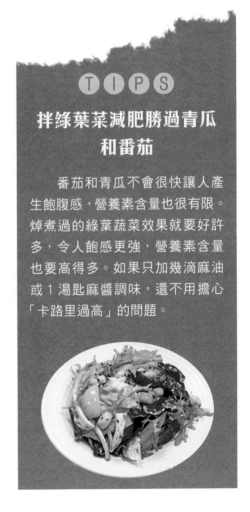

TIPS

拌綠葉菜減肥勝過青瓜和番茄

番茄和青瓜不會很快讓人產生飽腹感，營養素含量也很有限。焯煮過的綠葉蔬菜效果就要好許多，令人飽感更強，營養素含量也要高得多。如果只加幾滴麻油或 1 湯匙麻醬調味，還不用擔心「卡路里過高」的問題。

大塊烹調蔬菜，不容易使營養流失

蔬菜中的維他命含量很高，這些維他命最大的特點一是怕熱，一是會隨水分流失，因此要注意烹調方法，以最大化保留營養。

▶ 先洗再切

蔬菜洗後再切可以避免水溶性維他命從切口流失，還要注意現吃現做，別提前切好放置太久，這樣會造成營養素的流失。

▶ 儘量切大塊

對於蔬菜來說，切得越細碎，烹調的時候流失營養的缺口就越多；因此為了更好地保存營養，儘量切大塊。

▶ 大火快炒

炒的時候要急火快炒，減少加熱時間造成的營養流失，炒好立即出鍋。

紅蘿蔔沒必要大油炒

許多人覺得，紅蘿蔔必須用大量油炒，才能使其中的胡蘿蔔素更好地被人體吸收，其實完全不必。而且溶解了胡蘿蔔素的油黏在碟子上，還是一種浪費。只需把紅蘿蔔蒸熟、煮熟或炒軟，配合其他含油脂的食物一起吃，就能夠吸收胡蘿蔔素了。

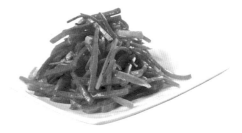

紅蘿蔔絲：紅蘿蔔炒軟食用，
能夠吸收豐富的胡蘿蔔素。

能不能吃剩菜呢

從科學道理上講，建議大家儘量不要吃剩菜。原因有兩條：一是剩菜裏的營養價值基本上蕩然無存，尤其是擱置時間長的、反復加熱的剩菜；二是剩菜裏面會產生一定量的亞硝酸鹽，亞硝酸鹽會和體內的胺結合成亞硝胺，亞硝胺具有致癌作用。

健康蔬菜推薦

富含維他命 C、葉綠素、膳食纖維等，可補血、潤腸通便，維持餐後血糖的穩定。

所含的膳食纖維和維他命 C，可消除多餘脂肪，還能鎮痛催眠、降低膽固醇、改善睡眠。

膳食纖維和維他命 C 含量較高，可清除多餘脂肪，還能生津止渴。

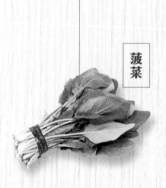

菠菜

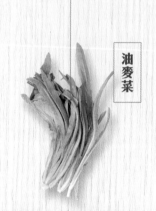

油麥菜

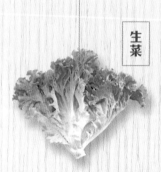

生菜

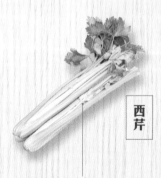

西芹

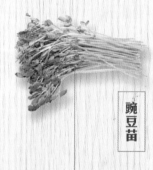

豌豆苗

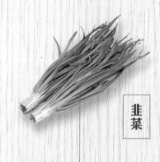

韭菜

含有鉀、膳食纖維、鎂，可調節降壓，還能促進排便，預防便秘。

富含鈣、維他命 B₁、維他命 C 等，可利尿、促進脂肪代謝、降血壓。

含有大量維他命和膳食纖維，能輔助治療便秘，對高血壓、冠心病、血脂異常有食療作用。

富含葉黃素、玉米黃素、類黃酮，可以抗氧化、抗自由基、降血脂、抗癌。

富含維他命C、維他命K、類黃酮，有強大的抗氧化力，能防癌抗癌、清潔血管。

富含膳食纖維、維他命C，能潤腸通便、預防腸癌，還能降低膽固醇，養護心血管。

西蘭花

椰菜花

大白菜

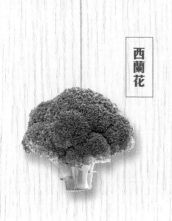

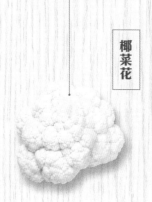

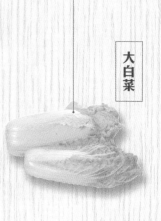

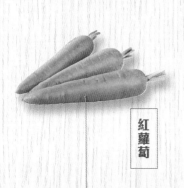

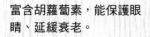

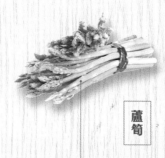

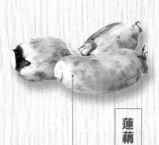

紅蘿蔔

蘆筍

蓮藕

富含胡蘿蔔素，能保護眼睛、延緩衰老。

富含膳食纖維、葉酸、維他命C，能夠保護血管、降血脂。

富含可溶性膳食纖維、維他命C，可以健脾止瀉、增進食欲、潤肺止咳。

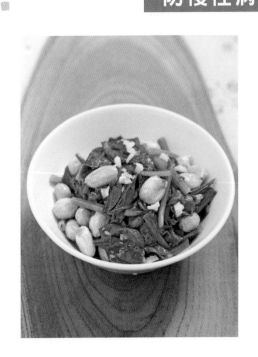
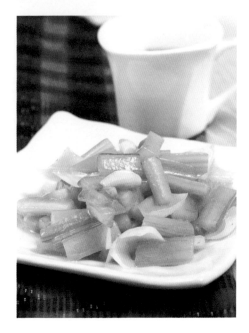

花生拌菠菜

材料 菠菜 250 克，煮熟的花生仁 50 克。

調料 薑末、蒜末、鹽、醋各 3 克，麻油少許。

做法

❶ 菠菜洗淨，焯熟撈出，過涼，切段。

❷ 將菠菜段、花生仁、薑末、蒜末、鹽、醋、麻油拌勻即可。

營養特色 菠菜含有大量的植物粗纖維，具有促進腸道蠕動的作用，可預防便秘；花生中的某些脂肪酸可幫助肝內膽固醇分解為膽汁酸，促進排泄，從而降低血中膽固醇含量，預防動脈粥樣硬化。

西芹百合

材料 西芹 250 克，鮮百合 50 克。

調料 蒜末、鹽各 3 克，麻油少許。

做法

❶ 西芹擇去葉，洗淨切段；鮮百合洗淨，掰瓣；將西芹段和百合分別焯燙一下，撈出。

❷ 油鍋燒熱，下蒜末爆香，倒入西芹段和百合炒熟，加鹽，淋上麻油拌勻即可。

營養特色 西芹可以通便、降壓；百合可以清心明目、潤肺、鎮靜安眠。這道菜尤其適合睡眠不好者和血壓較高者食用。

每天攝入 200~350 克新鮮水果，
抗氧化能排毒

200 克水果份量圖

　　《中國居民膳食指南（2016）》建議每人每天吃水果 200~350 克。水果大部分是可以直接食用的，其所含的碳水化合物比蔬菜高，同時含有各種有機酸、豐富的維他命和礦物質，以及有抗氧化功效的植物化學物。一般來說，成熟度高的水果所含的營養成分要高於未成熟的水果。

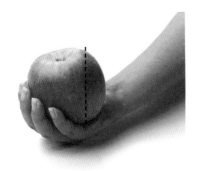

成人一隻手可握住的蘋果 ≈260 克
（大約 4/5=200 克）

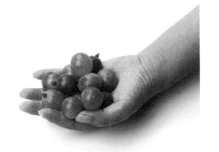

成人單手捧葡萄（14~15 顆）≈100 克

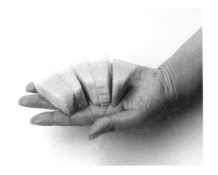

成人單手捧哈密瓜塊 ≈80 克

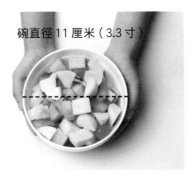

碗直徑 11 厘米（3.3 寸）

滿滿一碗水果塊 ≈200 克

植物化學物，水果中的抗癌防衰寶

蔬果是獲取植物化學物的主要途徑，比如蘋果中的槲皮素和綠原酸，葡萄裏的花青素和白藜蘆醇，芒果、木瓜中的類胡蘿蔔素，都是強有力的抗氧化物質，有很強的抗氧化、抗癌作用。

挑選、購買和食用水果，儘量多種顏色搭配，或者交替食用，這樣能獲取不同的植物化學物，多種成分共同作用可以抑制癌細胞，加速癌細胞的死亡，減少癌症的發生。

豐富的維他命和礦物質，可護血管、降血壓

研究證明，增加水果攝入的同時可降低脂肪攝入。水果富含人體所需的多種維他命和礦物質成分，鮮棗、奇異果、橙裏的維他命C，香蕉、蘋果等含大量的鉀，對於高血壓患者和痛風患者有益。

水果可溶性膳食纖維豐富，可增加腸道蠕動

可溶性膳食纖維多存在於水果中，可刺激腸道蠕動，有利於排出糞便，可預防便秘、直腸癌、痔瘡及下肢靜脈曲張；能夠預防動脈粥樣硬化和冠心病等心血管疾病的發生；預防膽結石的形成；可溶性膳食纖維能產生飽腹感，有利於控制肥胖病人的進食量，可作為減肥食品；可以改善腸道菌群，預防腸癌、闌尾炎等。

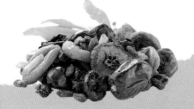

TIPS
水果製品不能代替鮮果

對於新鮮水果、果乾、果脯，首選新鮮水果。果乾是新鮮水果脫水而成，水分和維他命的流失非常大，但膳食纖維、礦物質是保留的，如遇出行不方便攜帶水果時，為了儘量防止水果的攝入不足，可以適量選擇果乾進行補充。果脯一般選用水果果肉，經過糖漬而來，糖分含量很大，幾乎不含維他命C，兒童、老人、肥胖者和糖尿病患者應避免多食。

甚麼時間吃水果最好

對於大部分健康人來說，吃適量的水果遠比強調甚麼時候吃更為重要。飯前吃可以，飯後吃也無妨，正餐時把水果當涼菜吃也是非常不錯的，只要自己吃完沒有不舒服就可以繼續堅持。

▌需要控制體重的人甚麼時間吃水果

那些需要控制體重的人，最好飯前吃水果，可增強飽腹感，減少正餐進食量，避免發胖。而對於那些瘦弱、食欲缺乏的人，最好飯後吃水果，以免飯前吃大量水果影響正餐進食量。

▌腸胃功能不好的人甚麼時間吃水果

腸胃功能不好的人，如胃酸過多，最好不要空腹吃酸度高和單寧含量高的水果，比如菠蘿、山楂等。腹瀉的人，最好不吃通便作用強的水果，如奇異果、桑葚、草莓、香蕉等，相反，便秘的人可以適當多吃這類水果。

水果入饌可避免能量超標

水果入饌，既能避免部分人飯前吃水果胃裹不適，又能避免飯後吃水果造成能量超標。用餐的同時吃水果，能量不容易過量，體重增加的風險也更小。

水果入饌，比炒魚香肉絲、燉紅燒肉之類簡單多了——去皮核，切成塊，放在桌上當涼菜吃就行。

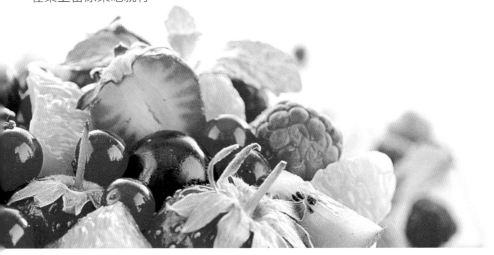

吃水果也要有戒心，避免血脂異常

水果味道甜美，尤其是夏秋季節水果種類豐富，人們總是一不小心就停不下來。但是任何食物都要適量，水果雖好，吃多了也會惹來麻煩。《中國居民膳食指南（2016）》建議，每天進食新鮮水果 200~350 克。

▶ 大量吃水果 = 大量吃糖

水果中的主要成分是水分和糖分，比如草莓中含糖量達 5%、蘋果達 8%、甜葡萄達 15%。也就是說，水果吃多了，就等於吃進去了大量的糖。

▶ 過量的糖會轉化成脂肪，引發血脂異常

水果進食過量，攝入過多的葡萄糖、果糖，這些會經過肝臟代謝，轉化成肝糖原儲蓄起來，而過多的糖原會轉化成脂肪，過多的脂肪會使胰島素抗性增加，增加高脂血症、糖尿病發生風險。因此，水果雖可帶來口感的享受，但並不是多多益善。

吃水果減肥易營養不良

水果熱量低，但也有很多營養劣勢。水果中的維他命 B_1 和鐵、鋅等元素含量很低，蛋白質相當不足。只拿水果當主食的女孩子們會發現，自己頭髮掉得很厲害，皮膚鬆弛而易腫脹，臉色黯淡，並沒想像中美麗。時間一長，很可能還會出現經血減少甚至閉經的情形。

TIPS

吃水果的正確方法

天天吃水果，一天約進食一碗切好的水果。記得每天吃不同種類、顏色的水果。

蔬菜水果不宜相互替換

水果和蔬菜經常被一起提起，很多人甚至覺得多吃了水果就不用吃蔬菜了。其實，雖然二者在營養上有接近的部分，比如都富含維他命、礦物質和植物化學物，但水果不能取代蔬菜，它們的健康使命是不同的。

▶ 蔬菜可以適當多吃，水果卻不能

相比於蔬菜，水果的糖分更高，進食過多會有引發肥胖、糖尿病、高脂血症的風險。而蔬菜熱量更低，膳食纖維的比例也很高，需要控制體重的人以及「三高」患者往往需要增加蔬菜的量。

▶ 水果的總體營養價值低於蔬菜

蔬菜的品種遠多於水果，可選擇性更多，能為人體提供的營養素更多樣。而且水果的胡蘿蔔素含量普遍低於綠葉蔬菜，除了柑橘類、鮮棗、奇異果、山楂和草莓等，多數水果的維他命 C 含量不及蔬菜；而鈣、鎂、鐵等元素的含量也有很大的差距。綜合來看，水果的整體營養價值不如蔬菜，不能代替蔬菜。

▶ 蔬菜也不能代替水果

水果可以補充蔬菜的攝入不足，水果中的有機酸、碳水化合物比新鮮蔬菜多，而且水果可以直接食用，攝入方便，營養成分不受烹調方式的影響，水果有自己的營養優勢，因此蔬菜也不能代替水果。

TIPS

水果不能代替正餐

很多人，尤其是減肥族，經常用水果代替正餐。這種飲食方式一天兩天沒關係，但長期用水果代餐，就會造成蛋白質不足，引發貧血、缺鈣、維他命 B_1 缺乏等問題。

水果的營養不能替代穀類、豆類、堅果、魚肉、蛋奶等其他食物的營養。健康的飲食方式，應該是在控制總量的前提下，儘量增加蔬菜和水果的攝入，但是營養全面、均衡才是主旨。如果只強調一種食物，而弱化其他食物，同樣會過猶不及，達不到促進健康的目的。

果汁不能替代鮮果

鮮榨果汁看上去很時尚，口感也很好，但《中國居民膳食指南（2016）》中明確提出「喝果汁不能代替水果」，這是因為鮮榨果汁遠沒有我們想像的那麼好。

▶ 高糖分，失去了很多膳食纖維

因為過濾後的果汁除了糖分，膳食纖維所剩無幾，而且容易進食過量，比如直接吃 1 個橙就很飽了，可是榨成橙汁就可能一口氣喝下 3 個橙，也就相當於攝入了更多的糖。過多的糖會引發肥胖、糖尿病等慢性病。而膳食纖維攝入過少則失去了進食水果的意義，無法發揮調節腸道、預防肥胖等保健作用。

▶ 維他命流失很快

水果中的維他命 C 遇到空氣會發生氧化，如鮮棗、橘子、奇異果等水果的維他命 C 含量很高，接觸空氣很容易變色氧化，大量流失。有時候喝不完的鮮榨果汁會被放入冰箱，存放時間越久，維他命就被氧化得越多。

▶ 水果最好直接吃

水果中的糖、有機酸、鉀、維他命等，即使不榨成果汁，也都容易吸收，而且直接吃水果還能攝入更多的維他命 C、膳食纖維。

而吃水果的健康意義之一，就是為人體提供膳食纖維，喝糖水不是水果的價值所在。與其說「營養好吸收」，不如說「無須勞動牙齒」。健康人的牙齒就是為了咀嚼食物的，成年人每天喝果蔬汁度日，一則浪費了牙齒的功能，二則膳食纖維過少也不利於腸道健康。

▶ 特殊人群可以適當喝果汁

對於咀嚼能力差、消化不良的人群，比如老年人、坐月子的人群，以及胃腸消化功能極差的重病患者、放化療的癌症患者等，直接吃水果不易消化，那麼可以適當喝果汁，好過一點水果也不吃。但是注意不要過濾，現打現喝，還可以與蔬菜搭配，以減少糖分攝入。

▶ 幾款保健防病的果蔬汁配方

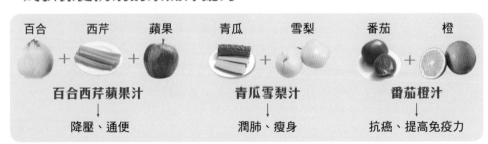

| 百合 | 西芹 | 蘋果 | 青瓜 | 雪梨 | 番茄 | 橙 |

百合西芹蘋果汁 — 降壓、通便

青瓜雪梨汁 — 潤肺、瘦身

番茄橙汁 — 抗癌、提高免疫力

糖尿病患者要避開高糖分水果

水果中富含果糖、蔗糖、葡萄糖等，易消化吸收，對血糖的影響超過蔬菜和瘦肉類，因此糖尿病患者在食用水果時一定要有所節制，只要控制好量，掌握好方法，並不會對血糖造成明顯影響。

▶ 選 GI 低的水果

GI 就是食物的血糖生成指數，高 GI 食物升高血糖的作用強，低 GI 食物升高血糖的作用弱。糖尿病患者儘量選擇 GI 低的品種。

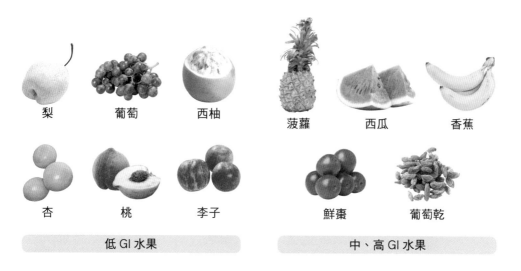

| 梨 | 葡萄 | 西柚 | 菠蘿 | 西瓜 | 香蕉 |
| 杏 | 桃 | 李子 | 鮮棗 | 葡萄乾 |

低 GI 水果　　　　　中、高 GI 水果

▶ 把水果當加餐吃

水果最好不要和正餐一起吃，否則會增加胰島負擔，而應作為加餐，最好能放在兩餐之間，或者容易出現血糖偏低的時段之前選用。可選擇在上午 10 點或下午 3 點左右食用，晚飯後 1 小時或睡前 1 小時也可以食用。

▶ 根據血糖控制情況決定是否吃水果

糖尿病患者在血糖控制趨於穩定後，可適量進食水果，比如説餐後血糖在 10 毫摩／升以下時。若血糖水平持續較高，或近期波動較大，暫時不要食用水果。

▶ 把握好份量

要限量吃，不要每餐都吃。建議糖尿病患者每日食用水果的量不超過 200 克，同時應減少 25 克主食，以使每日熱量攝入總量保持不變。

健康水果推薦

富含膳食纖維、鉀、蘋果酸，可輔助降壓，還能潤腸通便。

富含維他命C、鐵等，能補血、抗衰老。

富含維他命C、鉀，能促進鈉和膽固醇代謝，降壓降脂，還能調節免疫力。

蘋果

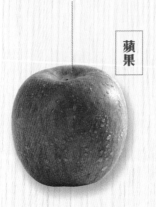

櫻桃

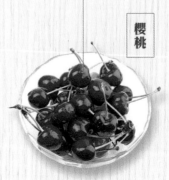

橙

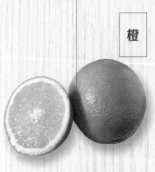

香蕉

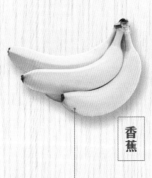
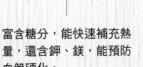

葡萄

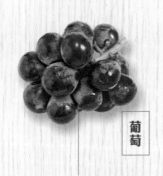

西瓜

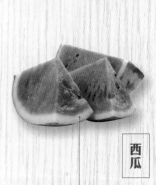

富含糖分，能快速補充熱量，還含鉀、鎂，能預防血管硬化。

富含葡萄糖、花青素等成分，能防止低血糖，預防血栓，還能抗衰老、抗癌。

汁水豐富，富含鉀、維他命C，可以利尿，有效緩解腎炎症狀。

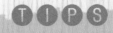

糖尿病患者不要喝果汁

糖尿病患者最好吃新鮮完整的水果，能不去皮的儘量不去皮，以攝取足夠的膳食纖維。更不要將水果打成果汁飲用。與完整水果相比，果汁會使血清中的血糖與胰島素濃度改變較快；所以，喝果汁血糖升高快，血糖波動大。

防慢性病特效食譜

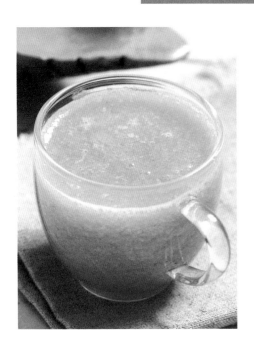

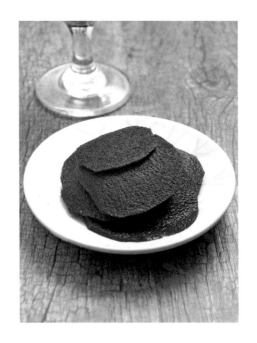

香蕉木瓜汁

材料　木瓜 300 克，香蕉 1 根，冷開水 500 毫升。

做法

❶ 木瓜洗淨去皮和籽，切成小塊。

❷ 香蕉剝皮，切成 3 厘米段狀。

❸ 木瓜塊和香蕉段放入果汁機中，倒入冷開水，攪打成汁即可。

營養特色　木瓜可以幫助消化，改善高脂血症和高膽固醇血症，預防高血壓和心臟病。

紅酒漬蘋果

材料　中等大小蘋果 2 個，紅酒 1 瓶，檸檬汁 30 克。

調料　冰糖少許。

做法

❶ 蘋果洗淨，去皮、去核，放入容器中，倒入紅酒，然後放鍋內，隔水大火燒開後，改小火蒸約 1 小時至蘋果熟透。

❷ 打開鍋蓋，用勺子將紅酒一下下澆到蘋果上，蘋果上色後倒入檸檬汁、冰糖，繼續澆汁，直到冰糖化開即可關火。

❸ 蘋果冷卻後可切成薄片食用。

營養特色　本品酸甜爽口，酒香與果香交融，有美容、排毒、瘦身的功效。

每天攝入 300 克奶，大豆和堅果 25~35 克，抗衰老、強骨骼

300 克奶、30 克大豆、25~35 克堅果份量示意圖

根據《中國居民膳食指南（2016）》的建議，奶及奶製品每天要攝入 300 克，大豆及堅果每日攝入 25~35 克。其中，奶是獲取鈣和優質蛋白質的主要來源，可以防止鈣缺乏；大豆及豆製品富含優質蛋白質、大豆異黃酮等有益成分，對維持血管健康有益；堅果是很好的補充營養的零食，可提供不飽和脂肪酸等成分，只是熱量較高，要計算在全天總熱量之內。

▌ 300 克奶的份量示意圖

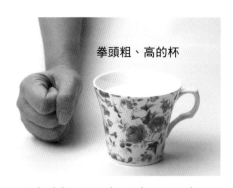

拳頭粗、高的杯

1 杯牛奶≈100 克、3 杯≈300 克

▌25~35 克堅果、30 克大豆份量示意圖

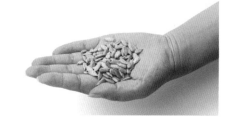

1 手掌心瓜子仁≈10 克

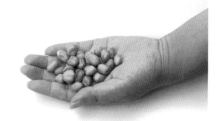

1 手掌心的花生仁≈20 克

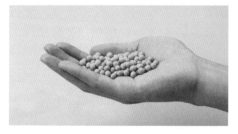

單手掌心捧滿大豆≈30 克

每天一杯牛奶能補鈣，骨骼健壯不疏鬆

牛奶中鈣的含量高達 104 毫克 /100 克，其所含的鈣是容易吸收的乳鈣質，而且牛奶中的乳糖、維他命 D 等都能促進鈣的吸收，所以說牛奶中的鈣在人體的吸收利用率極高，是人體補鈣的最佳來源，其他食物難以比擬。

《中國居民膳食指南（2016）》建議，每人每天攝入奶及奶製品 300 克。每天攝入足夠的奶及奶製品，對於預防骨質疏鬆具有重要的意義。

牛奶在補鈣的同時，還可以提供豐富的優質蛋白質、脂肪、維他命 A 和鋅等營養素，屬高營養密度食物，甚至對於癌症、糖尿病都是有一定的調理作用。

空腹喝牛奶，哪些人可以，哪些人不可以

牛奶能不能空腹喝主要取決於個人的狀況。乳糖不耐受的人不宜空腹喝牛奶，應先吃些饅頭、麵包等食物再喝，可以減緩不適感。

對那些不存在乳糖不耐受的人群來說，空腹喝牛奶沒甚麼大問題，把牛奶和其他食物配合食用也沒關係。

有研究表明，對於血糖較高的人群，餐前喝奶可以幫助控制餐後血糖上升。另外，做饅頭、發糕等主食的時候加入一些牛奶，不僅美味可口，還能延緩餐後血糖上升速度，糖尿病患者可以採用這種烹飪方法。

牛奶應該早上喝，還是晚上喝

牛奶含有鈣、維他命 B_6 等，可以鎮定情緒、改善失眠，睡前喝一杯溫熱的牛奶，能夠讓睡眠更好。

需要注意的是，如果睡前喝牛奶，最好相應減少晚餐的食量，避免熱量過多。

但是這跟早上喝牛奶並不衝突，並沒有研究證明牛奶會讓人產生睏倦感，而可以確定的是牛奶可以提供優質蛋白質；早上喝能強化早餐營養，延緩餐後血糖上升，也能延緩上午饑餓感的到來。

喝牛奶腹脹的人如何緩解

有的人喝奶後會出現腹脹、腹部不適、排氣增加，這是因為不能分泌足夠的乳糖酶來消化牛奶中的乳糖所致，即乳糖不耐受。那麼這部分人是不是就不能喝牛奶了呢？當然不是，但是需要予以調整。

首先，在喝牛奶的時候可以採取少量多次的原則，讓腸道逐漸習慣，儘量克服乳糖不耐受。並且一定不要空腹喝牛奶，可以先吃一些麵包、饅頭等主食以降低不適感。

其次，可以用酸奶代替牛奶，因為酸奶是經過發酵的奶，在發酵過程中乳糖已經被分解為乳酸，所以乳糖不耐受的人適合飲用。

還可以選擇乳糖含量極低的低乳糖牛奶。

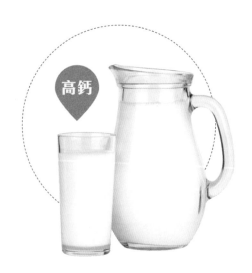

低乳糖牛奶是通過加入乳糖酶將乳糖分解成半乳糖和葡萄糖，從而降低乳糖含量。由於葡萄糖比乳糖甜，所以喝起來甜甜的，並不是因為添加了蔗糖。

牛奶做配料，可給菜肴營養加分

做馬鈴薯泥的時候，把馬鈴薯蒸軟、壓碎，再加點全脂牛奶攪成糊，柔軟又有奶香；做雞蛋羹的時候，用平日用水 1.5 倍量的脫脂牛奶來替代水，把雞蛋液攪勻，做出來的蛋羹嫩滑味美，鈣含量很高；做濃湯時少放些油，最後加牛奶攪勻，不僅顏色好看，營養價值也高許多。

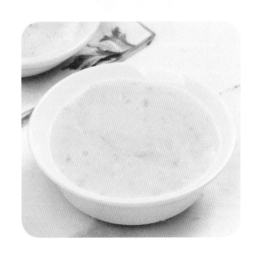

超重或肥胖者宜選用脫脂奶或低脂奶

與普通牛奶相比，低脂奶和脫脂奶中脂肪含量少，低脂奶中脂肪含量小於1.5%，脫脂奶中脂肪含量小於 0.5%。

低脂奶或脫脂奶以較少的熱量提供同樣多的鈣和蛋白質，且脂肪和膽固醇含量更低，可避免攝入過多的脂肪和膽固醇，非常適合減肥人士以及血脂異常、高血壓、冠心病、糖尿病、脂肪肝患者飲用。

低脂奶或脫脂奶的缺憾是味道沒那麼濃香，是脂肪含量較低導致的正常現象。

酸奶能夠調節腸道菌群，潤腸通便

酸奶是經過消毒殺菌、發酵的牛奶，保留了牛奶的營養成分，酸奶中的乳糖經過分解代謝後能增加胃酸濃度，有效保護胃黏膜，有利於胃炎的治療和恢復。

此外，酸奶最大的特點是含有乳酸菌，能夠維護腸道菌群的生態平衡，抑制有害菌的活動，令腸道環境得以改善，可有效緩解慢性便秘，預防腸癌等消化系統癌症。

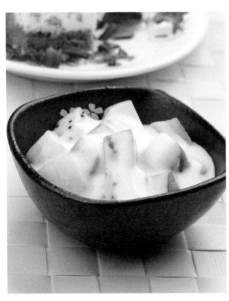

酸奶搭配水果做成沙律，能增加水果的風味，幫你輕鬆吃進足量水果。

TIPS
酸奶好不好別看稠不稠

酸奶的黏稠程度與營養高低沒有關係，是由製作方法決定的，依據個人口感喜好加以選擇即可。真正想瞭解酸奶的品質要看食物標籤，重點關注是否包含嗜熱鏈球菌、保加利亞乳桿菌這兩種基本菌種（有的還會加入雙歧桿菌等），蛋白質含量要≥2.3%。

第一章　營養均衡，健康長壽　●

微波爐熱牛奶只需 1 分鐘

牛奶含水分 87%，可以用微波爐加熱。但建議只加熱 1 分鐘，不要過熱。微波有殺菌作用，在 60℃ 時已經達到熱牛奶的安全效果。

喝完牛奶馬上睡覺並不好

睡覺的時候，我們不希望胃裏存有許多食物，那樣增加消化負擔，不利於睡眠。再說，刷完牙了，再喝一大杯牛奶，對牙齒也不太好。所以建議在晚上 9 點多喝牛奶，可以讓睡眠變得比較踏實。

患哪些疾病不能喝牛奶

對牛奶過敏的人群、腹瀉時不建議喝牛奶；腸道感染時只適合喝活菌酸奶。晚上 9 點或睡前 1 小時喝牛奶作為夜宵，這樣不會因為胃裏有食物而影響睡眠，也不會因為饑餓而難以入睡。但是，為了避免增肥，晚餐要少吃兩口，將牛奶的份額預留出來。

豆漿可替代牛奶嗎

很多人用豆漿代替牛奶，反正看起來都是白的，喝起來都是香的。用豆漿可以代替牛奶嗎？從補鈣效果看，豆漿是不能替代牛奶的，其補鈣效果大約僅為奶類製品的 1/10。豆漿中含有少量的鈣，但等量豆漿的含鈣量與牛奶的含鈣量不在一個層級上。豆漿更重要的作用是能夠補充人體所需的其他微量營養素，如鉀、鎂、大豆異黃酮、豆固醇等等，這些微量營養素可以起到輔助控壓、降脂等作用。考慮到不少人普遍的乳糖不耐受症，在喝牛奶的同時可以適當喝一些豆漿，將取得更好的吸收效果。在保持每天 300 克基礎奶量不變的前提下，可以每天都喝豆漿，但絕不是用豆漿來替代牛奶補鈣。

大豆是「肉」，雜豆是「糧」

大豆不單指黃豆，還包括黑豆、青豆等。雜豆是指扁豆、綠豆、紅豆、豌豆、芸豆等。

《中國居民膳食指南（2016）》把雜豆和大豆區分看待，其中，把雜豆歸到糧食類推薦，而大豆則可以和肉類相媲美。由此可見，飲食中不是吃了雜豆就算了，而是吃了綠豆、紅豆外，還要有大豆及豆製品才算圓滿。

▶ 大豆與雜豆的營養對比

含量對比	大豆	雜豆
碳水化合物	20% 左右	55% 以上
蛋白質	35%	20%~25%
脂肪	15%~25%，以不飽和脂肪酸為主，尤其適合高血壓、動脈粥樣硬化患者	脂肪含量很低，僅 1% 左右
食用方法對比	可以用於替換魚肉類，多用於烹調菜肴	雜豆澱粉含量高，更多的是當糧食食用，是做餡、和麵、煮粥等的良好選擇

大豆可通便、降脂、抗衰、防癌

大豆主要包括黃豆、黑豆、青豆，豆腐、豆腐乾、豆腐皮等都是豆製品家族的一員，這些食物的共同點是富含大豆蛋白質、膳食纖維等成分，可以促進腸道蠕動，幫助脂肪代謝，有利於降血脂。同時，還富含大豆異黃酮，這是一種類似植物雌激素的成分，可以抗自由基、抗衰老，還能抗癌。

大豆及豆製品是素中之葷

大豆及其製品有「植物肉」、「素中之葷」的說法。首先從蛋白質成分來說，植物蛋白更易於消化，在人體的利用率高。

大豆及其製品的優勢不僅在於蛋白質方面，還在於其不含膽固醇，脂肪含量低，且主要為不飽和脂肪酸。大豆及其製品中還含有膳食纖維、卵磷脂、大豆異黃酮、低聚糖等，在通便、降血脂、抗動脈硬化、抗癌等方面效果顯著。

豆製品可降低膽固醇，減少冠心病危險

豆漿、豆腐、豆腐乾、腐竹等都是豆製品家族的成員，豆製品家族中還有一類發酵製品，比如豆豉、腐乳、豆醬、醬油、臭豆腐、納豆等，這些食物本身不含膽固醇，而且所含的植物固醇以及組成其植物蛋白質的精氨酸都有降低膽固醇的作用，可減少冠心病的發生。但豆豉、腐乳通常含鹽量高，不宜攝入過多。

大豆及豆製品可以替代魚、肉嗎

大豆及其製品，與魚、瘦肉類同屬優質蛋白質類食物，對於健康人群來講，二者都應科學而合理地攝入。

對於某些疾病人群，比如高脂血症、糖尿病患者而言，可以用大豆和豆製品代替部分肉類，以避免攝入肉類中大量的脂肪。也就是説可以少吃一部分魚、肉，取而代之的是豆腐等豆製品，同時蔬菜的攝入量不變。

按蛋白質含量來算｜50 克黃豆≈85 克豬裏脊

蛋白質的消化率大大提高

蔬菜等植物性食物中普遍缺乏維他命 B$_{12}$，而大豆經發酵後可以合成維他命 B$_{12}$，是維他命 B$_{12}$ 的植物性食物來源

豆製品的好處

可降低血液中的膽固醇，減少冠心病危險

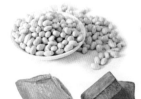

發酵豆製品在製作過程中往往會加入大量的鹽，例如 10 克紅腐乳鈉的含量為 309 毫克，10 克臭豆腐為 201 毫克，在食用時應該注意。高血壓患者尤其要謹慎

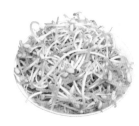

各類豆子在發芽前幾乎不含維他命 C，但在發芽過程中，產生了維他命 C

在加工製作（或發酵）過程中，異黃酮利用率上升，低聚糖減少，不會產生直接食用大豆而帶來的脹氣反應

每週吃適量堅果有利於心臟健康

常見的堅果有核桃、腰果、松子、杏仁、開心果、榛子、花生、葵花子、西瓜子等。

這些食物中富含蛋白質、不飽和脂肪酸、鎂、鉀、硒、維他命E、膳食纖維等，可降低血液中的膽固醇含量，有益心臟健康，對於預防冠心病、動脈粥樣硬化有一定的功效，還具有抗氧化的作用，可延緩衰老。

堅果吃多了會發胖，控制好食用量最重要

適量吃：堅果中的脂肪含量較高，不宜過量食用，每週吃 100 克左右是有益健康的。

吃法多樣：堅果可以直接吃，也可以入菜，如西芹腰果，還可以加入到豆漿、粥、麵點中。

少吃含鹽的堅果：堅果最好選原味的，加油、鹽會增加熱量攝入。

不讓堅果營養流失的保存方法

堅果買回家後，如果短時間吃不完，要分裝成小袋，在防潮包裝中擠出空氣密閉起來，放進雪櫃甚至冰箱中，才能長期保存。尤其是那些已經去殼、切碎的堅果，最容易氧化變質，千萬別長期儲存。

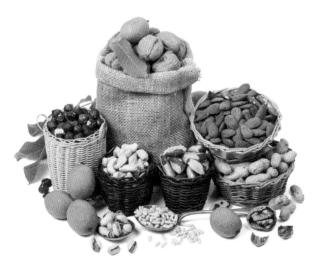

健康奶、豆、堅果推薦

富含蛋白質、鈣等，可以強健骨骼，預防骨質疏鬆。

富含花青素、鈣、蛋白質，可以有效降壓，還能抗氧化。

富含乳酸菌，可以平衡腸道菌群，潤腸通便，預防便秘。

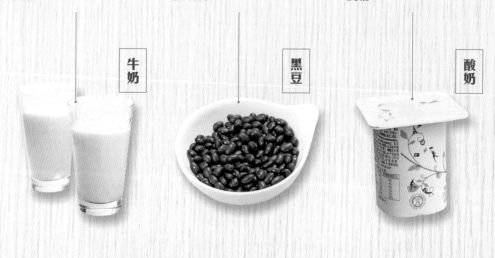

牛奶

黑豆

酸奶

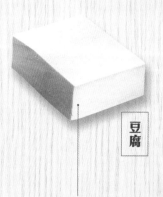

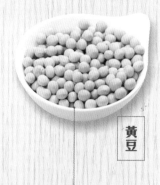

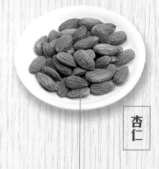

豆腐

黃豆

杏仁

植物蛋白質的主要來源，能夠輔助降血脂，還能抗衰老。

富含優質蛋白質、大豆異黃酮、卵磷脂等成分，可以補鈣、降脂降壓、抗衰老。

含豐富的蛋白質、不飽和脂肪酸、維他命 E，不含膽固醇，是減肥人群的好選擇，還有益心血管健康。

防慢性病特效食譜

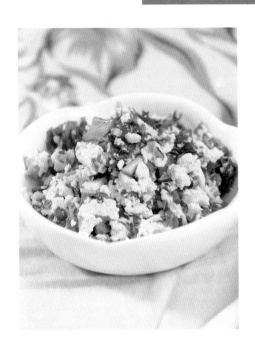

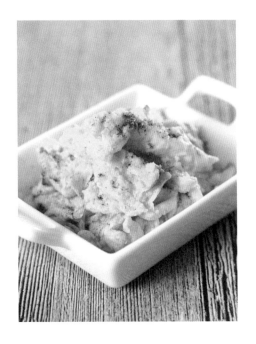

香椿拌豆腐

材料 香椿 100 克，豆腐 300 克。

調料 鹽 3 克，麻油少許。

做法

❶ 香椿擇洗乾淨；豆腐洗淨，碾碎。

❷ 鍋置火上，倒入清水燒沸，將香椿焯一下撈出，控淨水，切碎。

❸ 將豆腐碎、香椿碎和鹽、麻油拌勻即可。

營養特色 香椿是春季特有的一種蔬菜，可以清熱、解毒；豆腐營養豐富，富含鎂、鈣等物質，能強健骨骼、抗衰老。

牛奶炒蛋

材料 雞蛋 2 個，牛奶 200 克。

調料 黑胡椒粉適量。

做法

❶ 雞蛋磕入碗中，倒入牛奶，攪勻。

❷ 平底鍋中刷一層薄油，開小火，將蛋液倒入，靜待 2 分鐘，不要翻動，然後用鏟子輕輕從底部推動，看到底部的蛋液已經凝固後，繼續用鏟子推，從四周往中間堆，就像堆小山一樣。

❸ 待蛋液全部凝固，看不見水分後關火，撒上黑胡椒粉即可。

營養特色 牛奶是完全蛋白質食品，含有 8 種人體必需的氨基酸。將牛奶加雞蛋一同炒食，可滋潤皮膚，預防皮膚病。

每天攝入水產類 40~75 克、畜禽肉類 40~75 克、蛋類 40~50 克，不給身體加負擔

《中國居民膳食指南（2016）》建議成人每天攝入畜禽肉類 40~75 克，水產類 40~75 克，蛋類 40~50 克。其中，魚、肉、蛋可提供優質蛋白質，其氨基酸的組成更接近人體需要，在人體利用率高，但是這類食物熱量高，不可過量攝入，以免增加肥胖、心血管疾病危險。在選擇上，首選魚類、禽肉，畜肉應當選瘦肉。

▶ 40~75 克瘦肉的份量示意圖

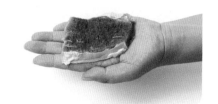

手掌厚度、一掌心的瘦肉 ≈ 50 克

▶ 40~75 克水產品的份量示意圖

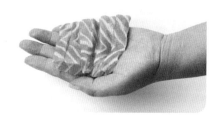

手掌厚度、一掌心的三文魚 ≈ 50 克

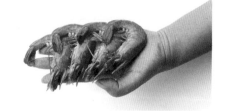

4 隻長度與手掌寬相當的蝦 ≈ 80 克

▶ 雞蛋與乒乓球的大小對比

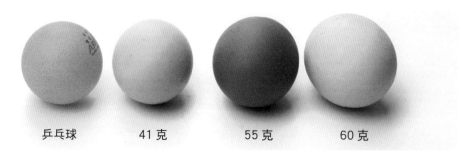

乒乓球　　　　41 克　　　　55 克　　　　60 克

紅肉可提高免疫力，防止貧血

豬肉、牛肉、羊肉等畜肉統稱為紅肉，富含蛋白質，其氨基酸的組成與人體需要十分接近，是構建肌肉的重要物質，能提高免疫力，促進生長發育。

紅肉是膳食鐵的極佳來源，其所含的鐵以血紅素鐵的形式存在，極易吸收利用，可以預防貧血。

但紅肉同時也有飽和脂肪酸較高的缺點，進食過多會導致心血管疾病。紅肉的飲食秘訣是優選瘦肉，每餐不過量，去除肥肉和脂肪層，減少脂肪的攝入。

吃肉以白肉為主，紅肉則以瘦肉為先

相對於紅肉而言，雞肉、鴨肉、魚蝦類統稱為白肉。白肉比紅肉的脂肪含量低，不飽和脂肪酸含量較高，這也意味着吃同樣 75 克畜肉，吃魚、雞可以攝入較少的飽和脂肪，更適合血脂異常、高血壓、糖尿病、脂肪肝等患者食用。因此，日常飲食中不妨將白肉作為肉類的首選。

當然，紅肉不是不能吃，而是要適當食用，在選擇紅肉時，應儘量選脂肪少的純瘦肉。在外就餐時，儘量減少肉類的攝入，葷素搭配，以魚為主。

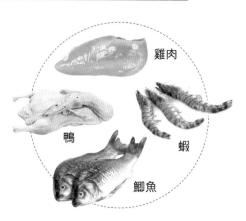

雞肉

鴨

蝦

鯽魚

這些白肉的脂肪含量較
豬肉、羊肉等紅肉低

香腸裏面多肥肉

中國傳統的香腸都是大塊肥肉，西式灌腸隱蔽一些，是把肥肉打成細細的肉糜混在原料中。宣稱無澱粉的香腸，不等於裏面沒有加入大量肥肉。因為不加肥肉的話，香腸就會很乾很硬，不好吃。所以，香腸只可偶爾吃，不能大量、經常吃。

烤肉搭配蔬菜最合適

紫蘇葉的抗氧化能力遠強於普通生菜，有助於減少致癌物，還有改善消化功能的作用。如果再加一盤果仁拌菠菜，就更理想。吃西式烤肉則可以搭配檸檬汁和番茄醬，再加少許沙律醬的大盤蔬菜沙律，會讓烤肉更安全。

第一章 營養均衡，健康長壽

73

吃涮羊肉，薯類是絕配

吃涮羊肉時，用甚麼來做主食合適？答案是馬鈴薯片和番薯片。它們是 B 族維他命和維他命 C 的來源，更含有豐富的鉀和鎂，它們口感柔美又富含纖維，既能提供飽腹感，又能養胃。另外，不少人大量吃羊肉後血壓會上升，而多配些薯類和綠葉蔬菜是對抗升壓的最好措施。

禽肉低脂高蛋白，不容易造成脂肪堆積

雞、鴨等禽肉中，蛋白質含量高，是優質蛋白質來源之一，而且比紅肉脂肪含量低，且以不飽和脂肪酸為主。同時，禽肉也是磷、鐵、銅和鋅等的好來源，並富含維他命 E、B 族維他命、維他命 A，尤以肝臟中的含量最高。

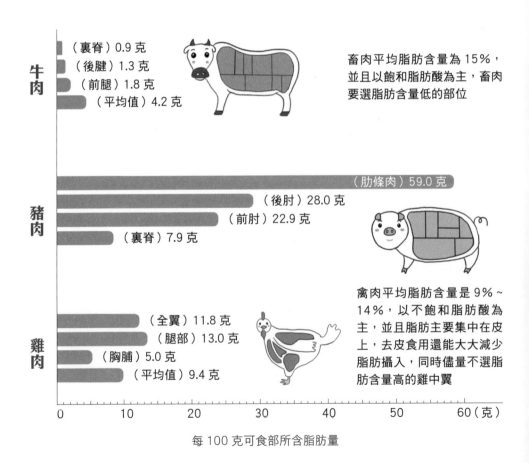

牛肉
（裏脊）0.9 克
（後腿）1.3 克
（前腿）1.8 克
（平均值）4.2 克

畜肉平均脂肪含量為 15%，並且以飽和脂肪酸為主，畜肉要選脂肪含量低的部位

豬肉
（肋條肉）59.0 克
（後肘）28.0 克
（前肘）22.9 克
（裏脊）7.9 克

雞肉
（全翼）11.8 克
（腿部）13.0 克
（胸脯）5.0 克
（平均值）9.4 克

禽肉平均脂肪含量是 9% ～ 14%，以不飽和脂肪酸為主，並且脂肪主要集中在皮上，去皮食用還能大大減少脂肪攝入，同時儘量不選脂肪含量高的雞中翼

0　　10　　20　　30　　40　　50　　60（克）

每 100 克可食部所含脂肪量

別把動物內臟一棍子打死

　　常見的動物內臟主要有肝、腎、心等，這些內臟中鐵的含量很高，並且以血紅素鐵的形式存在，比植物性食物中的鐵更容易被人體吸收，可以有效預防貧血。不僅如此，動物內臟還富含脂溶性維他命、B 族維他命、硒等，對健康有益。但是動物內臟中膽固醇含量較高，一些需要控制膽固醇攝入量的患者要慎食。

　　食用動物內臟，以每月 2~3 次，每次 25 克左右為宜。為避免動物內臟的安全隱患，應購買來源可靠的內臟，在烹調時一定要徹底熟透再吃。

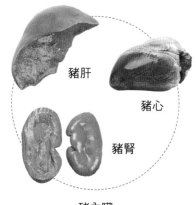

豬肝

豬心

豬腎

豬內臟

吃豬蹄有學問，不增肥還美容

　　不少女士都喜歡吃豬蹄，認為豬蹄中含有豐富的膠原蛋白，可以美容養顏、除皺抗衰。實際上豬蹄也確實有這樣的功效。

　　豬蹄皮下的膠原蛋白，對美容美顏有幫助，但豬蹄的皮下脂肪和膽固醇含量很高。所以吃豬蹄的時候要仔細將皮下白色的脂肪層去除乾淨，只吃豬蹄上的皮，而不要吃下面的肥肉。

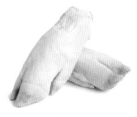

豬蹄

魚類避免血脂升高，可預防心腦血管疾病

　　魚蝦類水產品，除了含有易消化吸收的蛋白質外，脂肪含量普遍較低，並且以豐富的不飽和脂肪酸為主，尤其受人關注的是 EPA、DHA，對於心血管疾病患者大有益處，可幫助降低膽固醇。

　　進食魚蝦類食物，除了補充營養外，還不用擔心膽固醇、脂肪吸收過多。每天推薦攝入量為 40~75 克。

吃海鮮最宜淺嘗輒止

　　有血尿酸高和痛風問題的人，肝腎功能受損的人，有消化系統疾病的人，及過敏體質的人，要節制食欲，對海鮮要淺嘗輒止，必要時敬而遠之。

雞蛋利於消化吸收，男女老少都適宜吃

蛋類包括雞蛋、鴨蛋、鵪鶉蛋、鵝蛋等，家庭食用一般以雞蛋為主。雖然蛋類品種不同，但營養成分大致相同。雞蛋物美價廉，易於消化吸收，並且適合很多烹調方法，無論孩子還是老人，都是補充營養的好選擇，病虛者也往往通過食用蒸雞蛋羹等來補充營養。

雞蛋營養大部分在蛋黃中

蛋黃中含有較全面的營養，如維他命 A、維他命 B_1、卵磷脂等，對促進生長發育、大腦發育和維持神經系統功能具有重要意義，尤其礦物質如鈣、磷、鐵等主要集中在蛋黃部分。

但是，蛋黃中含有較多的膽固醇，每 100 克蛋黃中膽固醇含量達 1510 毫克，也正因為如此，許多人都選擇不吃雞蛋，或者吃雞蛋時把蛋黃丟掉。《中國居民膳食指南（2016）》特別提出，一般人群吃雞蛋不要棄蛋黃。

哪種肉都別過量，否則易致肥胖和心血管疾病

均衡的飲食要求我們每天要攝入一定量的動物性食物，但是任何一種肉類都不能過量，過多攝入都會增加肥胖、糖尿病和心血管疾病的發病風險。

肉類在保證適量的前提下，還要注意選擇，同一種肉類的不同部位脂肪含量不同。以同樣 100 克肉類為例，紅肉的脂肪含量大於白肉，而動物腦、動物內臟的膽固醇含量又大於肉的部分。

TIPS
吃雞蛋最好不要去蛋黃

膽固醇是人體必需的物質，是皮膚、骨骼、心臟、血液的組成成分，人體中膽固醇太多不好，太少也不行，否則血管壁會變得脆弱，有可能引起腦出血等疾病。而健康人的正常飲食中不必格外限制膽固醇的攝入，因此吃雞蛋的時候不必去蛋黃，吃全蛋的數量以一週不超過 7 個為宜（除非醫生要求你的飲食脂肪要控制在極低水平，再考慮減少雞蛋的攝入量或控制蛋黃的攝入量）。

低脂又美味的魚、肉烹調法

肉類的烹調方法直接關係着脂肪的攝入量，因此在製作時要講究方法。

▶ 魚、肉烹調方法的選擇

烹調魚、肉類時，一定要選擇少用油的烹調方法，如蒸、煮、燉、涼拌等方式，少用油炸、油煎、紅燒、爆炒等耗油較多的方式。比如食用清蒸鱸魚、蓮藕燉牛腩等。再比如，雞肉撕成細絲涼拌，不僅少油，還能減少攝入量。

▶ 降低膽固醇的肉類烹調法

1. 烹調肉類時最好避免單一烹調，而是搭配蔬菜、豆製品等一起食用，不僅可以降低膽固醇的吸收，而且營養和味道都更好，比如蓮藕排骨湯、海帶煲瘦肉、黃豆燉豬蹄等。

2. 烹調肉類時適當加蒜和薑等調味，可以減少膽固醇的吸收。

3. 燉肉時要將漂浮在表面的油脂去掉。

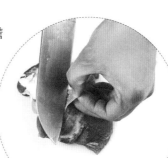

剔除附在禽、
畜肉上的脂肪

▶ 烹調前的處理

處理肉類還可以先將生肉上看得見的脂肪剔除掉。另外，肉類在烹飪前可以先用開水斷生，具體做法為：先將肉按照實際需要切成丁、條、絲、片等形狀，入沸水中焯燙片刻，煮至肉色轉白、漂起後撈出即可，這樣既可以去除肉中的很多脂肪，又能減少烹製過程的吸油量。

▶ 把好入口關

在吃牛排、豬排等大塊肉時，為避免不自覺吃下過量的肉，可將肉切成小塊，這樣看起來份量較多，但吃進去的肉量會比吃大塊肉少，脂肪攝入量也相對地減少了。同時，吃肉類的時候要多搭配一些新鮮蔬菜以保證營養的均衡。

TIPS
做魚最好的方式是清蒸

魚的最佳烹飪方式是清蒸，不提倡油煎和油炸的做法。清蒸的做法可以最大限度保留魚中的營養物質，最大限度減少油脂的攝入，最大限度保留魚肉的鮮味。

肉湯越濃，喝進去的脂肪越多

許多人認為魚湯或肉湯有營養，這其實是不對的。做濃白魚湯的基礎原理是煎魚的油脂被魚裏面的蛋白質乳化，形成乳濁液，光學的散射作用使它看起來是白色，並不意味着發生了增強營養的化學變化。實際上，湯越濃，喝進去的脂肪越多。

遠離你看不見的隱形肥肉

肥肉中蛋白質、維他命等的含量微乎其微，90% 的成分是脂肪，而且是飽和脂肪酸。大口吃肥肉的事相信不會有多少人做，更應該要防的是那些不知不覺中吃進去的肥肉。

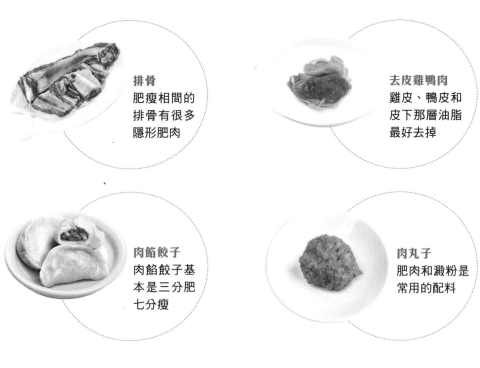

排骨
肥瘦相間的
排骨有很多
隱形肥肉

去皮雞鴨肉
雞皮、鴨皮和
皮下那層油脂
最好去掉

肉餡餃子
肉餡餃子基
本是三分肥
七分瘦

肉丸子
肥肉和澱粉是
常用的配料

魚乾類食品增加腎臟負擔

魚乾、蝦皮、魷魚絲等食品，雖說味道鮮美，但不要吃得太多。一則蛋白質含量太高，二則鹽含量太高，吃多了容易增加腎臟負擔。同時，其中致癌物亞硝胺的含量也比較高。

健康魚肉蛋類推薦

含完全蛋白質和脂肪，可促進生長發育、提供熱量，還能提供血紅素鐵，改善缺鐵性貧血。

蛋白質含量高，且易於被人體吸收，還含有 B 族維他命，可增強體力、強壯身體、消除疲勞。

蛋白質含量高，脂肪含量低，富含鋅、B 族維他命、鐵等，能提高機體抗病能力，修復組織，增長肌肉。

豬瘦肉

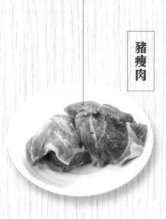

雞肉

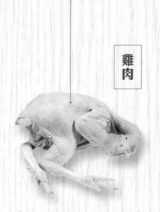

牛肉

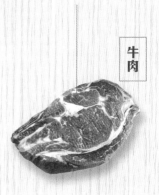

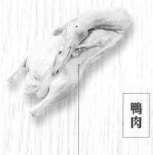

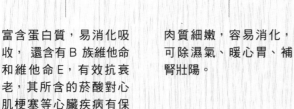

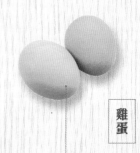

鴨肉

羊肉

雞蛋

富含蛋白質，易消化吸收，還含有 B 族維他命和維他命 E，有效抗衰老，其所含的菸酸對心肌梗塞等心臟疾病有保護作用。

肉質細嫩，容易消化，可除濕氣、暖心胃、補腎壯陽。

蛋黃中富含卵磷脂，能促進腦細胞發育，還能促進肝細胞的再生；雞蛋含有的優質蛋白質對肝臟組織損傷有修復作用。

含優質蛋白質，易消化吸收，經常食用可補充營養，增強抗病能力，更是肝腎疾病、心腦血管疾病患者補充蛋白質的好選擇。

含豐富的鎂，對心血管系統有很好的保護作用，可預防高血壓、心肌梗塞等心血管疾病。帶魚還含有一種抗癌成分，可降低癌症發生率。

維他命 A 的含量較高，對眼病患者有很好的輔助治療功效。鱔魚中含有豐富的 DHA 和卵磷脂，可以補腦健身，還能調節血糖。

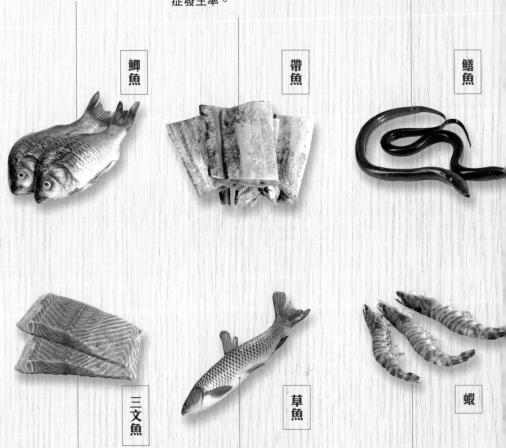

鯽魚

帶魚

鱔魚

三文魚

草魚

蝦

富含蛋白質、不飽和脂肪酸，可以延緩衰老、抗皺潤膚。

含有豐富的蛋白質、磷、硒等，營養豐富，可以促進血液循環，保護血管。

含有豐富的蛋白質、鈣、鋅、鎂等，可以保護血管、預防骨質疏鬆。

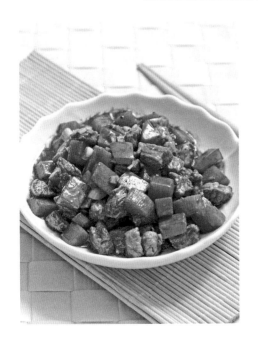

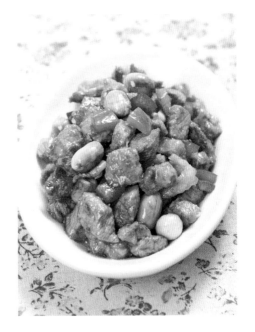

醬爆肉丁

材料 豬瘦肉 250 克，紅蘿蔔 100 克，青椒 30 克。

調料 甜麵醬 30 克，料酒 15 克，葱末、薑末、蒜末、澱粉各 5 克，鹽 2 克。

做法

❶ 豬瘦肉、紅蘿蔔、青椒分別洗淨，切丁。將肉丁用澱粉、料酒、葱末、薑末、蒜末、鹽拌勻。

❷ 鍋置火上，倒油燒熱，放紅蘿蔔丁煸炒至軟，盛出。

❸ 鍋內倒油燒熱，放肉丁炒變色，加甜麵醬煸炒，放紅蘿蔔丁和青椒丁炒熟即可。

營養特色 豬瘦肉中含有血紅蛋白，可以起到補鐵的作用，能夠預防貧血。

辣子羊肉丁

材料 羊肉 300 克，蛋白 1 個，青椒、紅椒各 25 克，去皮熟花生仁 20 克。

調料 水澱粉 15 克，醬油 10 克，葱段、薑末、蒜末各 5 克，鹽 4 克。

做法

❶ 羊肉洗淨，切丁，加蛋白、水澱粉抓勻上漿，入油鍋中滑油，撈出瀝油；青椒、紅椒各洗淨、切丁。

❷ 鍋置火上，倒油燒至六成熱，爆香葱段、薑末、蒜末，放入青椒丁、紅椒丁略炒，加羊肉丁翻炒至將熟，再調入醬油、鹽，撒入去皮熟花生仁即可。

營養特色 這道菜富含蛋白質、膳食纖維、維他命 C、鈣、鐵、磷等成分，有溫補氣血、補虛養腎、暖胃驅寒的功效。

第一章 營養均衡，健康長壽 ●

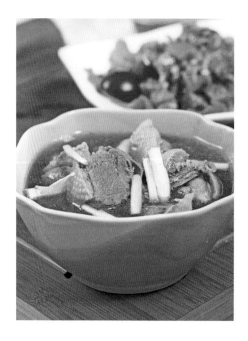

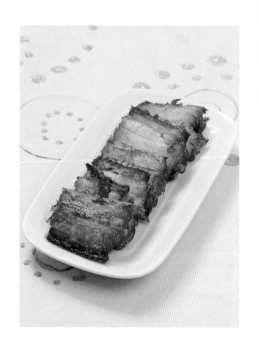

啤酒鴨

材料 鴨子半隻，啤酒 500 克。

調料 葱段、薑片、蒜瓣、白糖各 5 克，
生抽、老抽各 10 克，乾辣椒、
鹽各 4 克，八角 2 個。

做法

❶ 將鴨子洗淨切去尾部剁成塊。

❷ 鍋置火上，倒油燒至五成熱，下薑
片、蒜瓣、乾辣椒、八角炒香，下
鴨肉塊炒至水分收乾，加鹽、生抽、
老抽、白糖繼續翻炒，倒入啤酒，
大火燒開後，改成中小火燜煮 40
分鐘。加入葱段炒勻即可。

營養特色 適量的啤酒可幫助消化，
啤酒中的營養物質可保護心血管，維
持心臟健康。

香煎帶魚

材料 淨帶魚 400 克，麵粉 30 克。

調料 鹽 6 克，料酒 10 克。

做法

❶ 帶魚洗淨切段，用鹽、料酒醃漬 20
分鐘。

❷ 將醃好的帶魚均勻地裹上麵粉。

❸ 鍋置火上，倒油燒至六成熱，下
帶魚段用中火煎至兩面呈金黃色
即可。

營養特色 帶魚能夠滋陰、補氣、養
肝、潤澤肌膚。

每天喝 1500~1700 毫升水，排毒通便、促進代謝、疏通血管

每天喝 1500~1700 毫升水，輕鬆防便秘

《中國居民膳食指南（2016）》建議每人每天飲水量要達到 1500~1700 毫升，正確喝水不僅能促進人體正常的新陳代謝，還能防治疾病。

預防尿道感染	水分能促進排尿，防止尿道感染和尿道結石。如果喝水太少，細菌不能及時帶走，會增加尿道感染的風險
防治便秘	適當飲水可以促進腸道蠕動，潤滑糞便，排出腸道內的毒素，防治便秘，有益腸道環境
預防慢性病	充足的水分可促進營養素在體內的吸收和運輸，促進血液循環。如果缺水，體內新陳代謝容易發生異常，加上其他不良生活習慣，一些慢性病就容易找上門來

怎麼判斷身體是否缺水

很多人以為感到口渴時就是該喝水的時候，其實身體缺水到一定程度時才會出現口渴的信號。輕微的缺水不會引起嚴重疾病，但會影響身體健康，如引起口乾舌燥、便秘、皮膚缺乏彈性、心悸、頭暈、疲憊等。同樣的，當出現這些狀況並有尿少、尿色深黃等現象時，也是提醒你身體處於缺水狀態了。

怎樣確定飲水量是否恰當

排尿量是衡量人體是否缺水的客觀指標，成年人一天 1500 毫升的排尿量是比較正常的；如果一天 24 小時的排尿量不足 5 次，總量小於 1000 毫升，表明身體缺水。此外，還可以綜合尿液的顏色進行判斷，一般晨起的第一次排尿，顏色呈深黃色，之後隨着排尿次數的增加，尿液的顏色逐漸變淺，甚至無色。

主動喝水，別等口渴時再喝

當人體感到口渴的時候，往往已經缺水很久；所以一定不要等到口渴的時候再喝水，要主動把 1500~1700 毫升水喝下肚。

尤其是老年人，一般對口渴的感覺比較遲鈍，更要積極主動地補水，不要讓機體經常處於缺水狀態，以免導致消化液分泌少，引發便秘，並使血液黏度增大，對心血管健康不利。

孕媽媽在孕期和產後，對水分的需求量會比平時有所增加，因為羊水和乳汁都是由水分構成的；因此要注意通過流質飲食等多補充所需水分。

補水最直接的方式是喝水，在以此為主的基礎上，還可以通過純果汁、花草茶、牛奶以及湯、粥等來補水。

晨起一杯白開水，調理腸胃、稀釋血液

清晨起床後，可以在洗漱完、進食早餐前空腹喝 150~200 毫升白開水，可以促進正常的新陳代謝，補充細胞水分，降低血液黏稠度，促進血液循環。但最好小口喝，喝得太快易引起頭痛、噁心、嘔吐等不適反應。

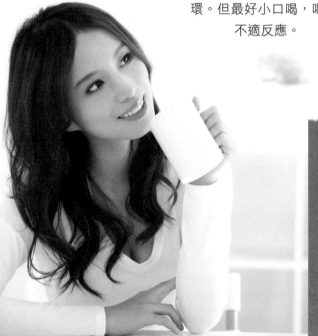

TIPS
白開水補水又好又簡單

白開水不含任何防腐劑、糖、色素成分，是補水的極佳選擇。但要注意不能喝反復煮沸的水、未徹底燒開的水以及保溫壺裏超過 24 小時的水。水溫以不涼不燙為宜。天冷時尤其不能喝過涼的水，以免刺激胃腸。

第二章

吃對三餐，
慢性病絕緣

一日三餐膳食如何分配有營養

根據體重吃飯：算一下每天需要多少熱量

想要知道自己吃得多還是少，吃多少最合適，最科學的方法是看體重，根據體重確定進食量。

▶ 標準體重

標準體重（千克）＝實際身高（厘米）－ 105

根據標準體重和每個人的勞動強度，就能知道一天要攝入多少熱量以滿足健康的需求。

▶ 體重指數

根據自己的身高、體重，依照下面的公式算出自己的體重指數。

體重指數（BMI）公式：

$$BMI = \frac{現有體重（千克）}{身高的平方（米^2）}$$

得出了上面的指數，可以對照下表來判斷自己到底是胖還是瘦。

中國成年人體重指數標準

消瘦	正常	超重	肥胖
<18.5	18.5~23.9	24~27.9	≥28

超重和肥胖者，需要減少進食量；消瘦者要適當增加進食量，以保持理想體重；體重適中的則說明進食量基本合理，但是要審視一下自己的進食種類是否合理，及時予以調整。

▶ 每日需要的總熱量

每日需要的總熱量＝標準體重（千克）× 每天每千克體重消耗的熱量

因為每個人每天的勞動強度不同，所以每千克體重消耗的熱量也不同，可以從下表中找出你每天每千克體重消耗的熱量。

勞動強度級別	分級參考標準
極輕體力勞動	以坐着為主的工作，如會計、秘書等辦公室工作
輕體力勞動	以站着或少量走動為主的工作，如教師、售貨員等
中等體力勞動	如學生的日常活動等
重體力勞動	如體育運動、非機械化農業勞動等

查出每日每千克標準體重需要的熱量（千卡）

	BMI < 18.5 （消瘦）	18.5 ≤ BMI ≤ 23.9 （正常）	BMI ≥ 24 （超重或肥胖）
極輕體力勞動	20~25	15~20	15
輕體力勞動	35	30	20~25
中等體力勞動	40	35	30
重體力勞動	40~45	40	35

例如：
一位身高 165 厘米、體重 60 千克的女教師，屬輕體力勞動者，她每日的健康熱量標準計算如下：

體重指數 = 60 千克 ÷ (1.65 米)² ≈ 22，為體重正常

標準體重（千克）：165 厘米－105=60 千克

每日需要的總熱量：60 千克 × 30 千卡 =1800 千卡

三餐合理分配，保障熱量供給

　　計算出了一日所需的總熱量以後，需要將熱量分配到每一餐中。一日三餐最合理的熱量分配比例為 3：4：3，具體的分配方案是：早餐佔當天總熱量的 30%；午餐佔 40%；晚餐佔 30%。

晚餐的熱量佔每日總熱量的 30%，儘量選擇魚蝦、粗糧、綠色蔬菜，如粟米、小米、淮山、南瓜、豆腐、三文魚、鯽魚、菠菜、西芹、芥蘭、茄子等。

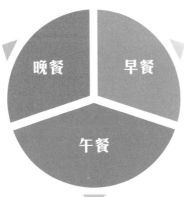

早餐的熱量佔每日總熱量的 30%，健康的早餐應該到午餐的時候僅僅有一點饑餓感，可選擇全麥麵包、全麥餅乾、雞蛋、牛奶、堅果、番茄、蘋果等。

午餐的熱量佔每日總熱量的 40%，應高蛋白、低脂少鹽，可選小米、馬鈴薯、豬瘦肉、去皮雞肉、帶魚、蝦、紅蘿蔔、椰菜花、蘆筍、苦瓜、紫椰菜、木耳等。

活力早餐，養胃養肝控制血糖

不吃早餐會增加低血糖、胃病、膽結石的風險

早餐對人的一天起着重要的作用。經過一個漫長的夜晚，如果第二天早上又不吃早餐，那麼，前一天攝入的熱量已經被消耗殆盡，人體會因缺乏熱量，而使身體和大腦功能受到影響，久而久之會引發疾病。

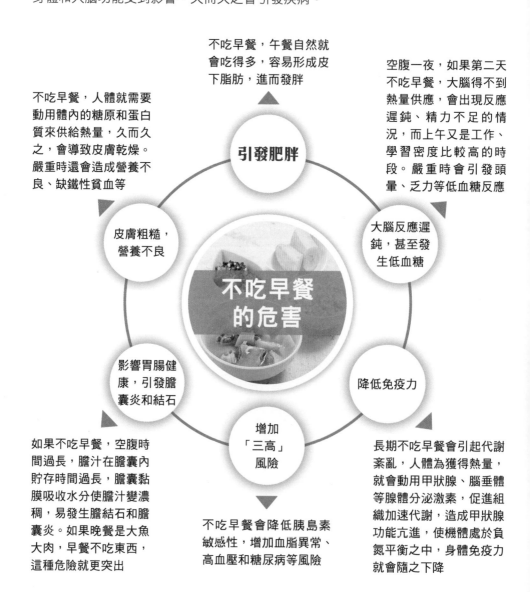

不吃早餐，午餐自然就會吃得多，容易形成皮下脂肪，進而發胖

空腹一夜，如果第二天不吃早餐，大腦得不到熱量供應，會出現反應遲鈍、精力不足的情況，而上午又是工作、學習密度比較高的時段。嚴重時會引發頭暈、乏力等低血糖反應

不吃早餐，人體就需要動用體內的糖原和蛋白質來供給熱量，久而久之，會導致皮膚乾燥。嚴重時還會造成營養不良、缺鐵性貧血等

引發肥胖

皮膚粗糙，營養不良

不吃早餐的危害

大腦反應遲鈍，甚至發生低血糖

影響胃腸健康，引發膽囊炎和結石

降低免疫力

增加「三高」風險

如果不吃早餐，空腹時間過長，膽汁在膽囊內貯存時間過長，膽囊黏膜吸收水分使膽汁變濃稠，易發生膽結石和膽囊炎。如果晚餐是大魚大肉，早餐不吃東西，這種危險就更突出

不吃早餐會降低胰島素敏感性，增加血脂異常、高血壓和糖尿病等風險

長期不吃早餐會引起代謝紊亂，人體為獲得熱量，就會動用甲狀腺、腦垂體等腺體分泌激素，促進組織加速代謝，造成甲狀腺功能亢進，使機體處於負氮平衡之中，身體免疫力就會隨之下降

吃早餐前，先空腹喝一杯水

人經過一夜睡眠，消耗了大量的水分和營養，早上起床後處於一種生理性缺水狀態；如果只進食常規早餐，遠遠不能補充生理性缺水。因此，早上起床後，應在空腹狀態下立即飲用 150~250 毫升溫開水，既可補充生理性缺水，又能起到洗滌人體內臟的作用，有利於排除體內毒素。

早餐應該幾點吃

早餐在 7 點鐘起床後的 20~30 分鐘內吃最佳，此時人的食欲最為旺盛，營養較易被消化吸收。需要注意的是，早餐並非吃得越早越好；因為晚餐過後，人在睡眠時，消化器官仍在消化吸收晚餐存留在胃腸道中的食物，到凌晨才漸漸進入休息狀態。

一旦早餐吃得太早，就會干擾胃腸休息，使消化系統長期處於疲勞應戰的狀態。另外，早餐與中餐之間間隔以 4~6 小時為宜，如果早餐較早，那麼早餐量應該相應增加，或者將午餐相應提前。

沒時間吃早餐怎麼辦

吃早餐是世界衛生組織建議的健康生活方式，「沒時間」不該成為理由。那麼對於忙碌的上班族該怎樣省時省力吃早餐呢？

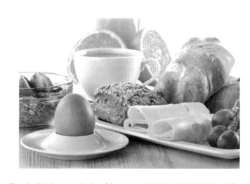

前一天晚上可以先把食材準備好，甚至做成半成品，早上起床後一邊烹飪，一邊見縫插針地洗漱，就能為吃早餐騰出時間。

也可以直接準備一些成品早餐，比如全麥麵包、牛奶等，只需要用烤麵包機烤一下，把牛奶用微波爐熱一下就可以吃了。或者準備一些即食燕麥片，可以用熱牛奶沖泡或者用熱水沖泡，也能解決早餐問題。像包子、饅頭、花卷、卷餅之類的食物，完全可以前一晚準備好，早上起來熱一下，搭配一杯豆漿就可以了。總之，不吃早餐的理由有很多，而吃的理由只有一條：健康、長壽。

第二章　吃對三餐，慢性病絕緣 ●

健康早餐由四類食物組成

早餐是開始一天活力的第一股力量，而碳水化合物、蛋白質、維他命和礦物質則是這股力量的主力軍。

營養最均衡的早餐搭配

主食
提供碳水化合物，給大腦供能、穩定血糖、預防慢性病

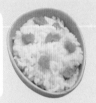

肉、蛋、奶、豆製品
富含蛋白質及脂肪，提高人體免疫力

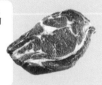

蔬菜水果
富含維他命、植物化學物、膳食纖維等，通便、潤腸、排毒

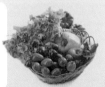

堅果
富含礦物質和不飽和脂肪酸，保護心臟、抗衰老

早餐一定要有主食

早餐所供給的熱量佔全天總熱量的 30%~40%，這個主要是靠主食來供給的，主食提供的葡萄糖是大腦唯一的熱量來源，能保證大腦正常工作，也能糾正早晨可能發生的低血糖。

▶ 哪類主食要多吃

增加粗糧的攝入，比如紅豆粥、雜糧粥、全麥饅頭、蒸番薯、煮粟米等，健康功效明顯優於白饅頭、白麵包和白米粥等。

▶ 哪類主食要少吃

炒年糕、油條、蔥油餅、炸糕、麻花、炒米飯等主食應儘量少吃，因為脂肪含量高，會引發肥胖，而且油炸食物有致癌的風險。此外，主食最好選清淡一點的，含鹽多的花卷和千層餅等應儘量少選。

早餐要頂餓，來點蛋白質

早餐必須有主食，但不能只吃主食；因為穀類食物飽得快、消化得也快，這時就需要蛋白質接替主食為人體提供熱能，讓早餐更「抗餓」，也能讓營養更全面。含蛋白質的食物消化速度慢，能在數小時內持續地釋放熱量，延長飽腹感。

早餐優質蛋白質的來源

蛋、豆製品、瘦肉、禽肉、魚蝦、奶，最好有其中的兩種。比如煮雞蛋、海帶燉豆腐、水煮蝦、牛奶或酸奶等。而煎煙肉、臘腸等高脂肪的蛋白質食物不宜經常食用，否則會導致熱量攝入過多。

早餐吃蔬菜、水果營養高

沒有蔬菜和水果的早餐是不合格的，蔬菜和水果不僅能彌補膳食纖維、水溶性維他命和鈣、鉀、鎂等礦物質的攝入不足，還能獲取豐富的植物化學物，抗衰老、潤腸通便。

早上雖然時間緊張，但吃碗蔬菜水果沙律、焯拌蔬菜，饅頭、麵包裹夾幾片生菜、青瓜和番茄，煮麵的時候加一把青菜，並不會花太多時間，身體卻能大大受益。

早餐沒食欲怎麼改善

早上沒食欲一般有兩個原因。一個是因為睡得太晚又起得太早，導致早上身體睏倦，這樣很難有好的食欲。面對這種情況，最好的辦法是不要熬夜，早睡早起，慢慢的，身體適應了這個節奏，就有進食欲望了。

第二個原因可能是長期不吃早餐，胃腸已經習慣不工作了，因此食欲不強。應對這種情況就是從逐漸適應早餐開始，起初，食欲不強的時候先少吃點粥、牛奶等流食，讓胃腸道逐漸恢復分泌消化液的能力，慢慢食欲就會好轉。

TIPS

早餐分兩步：在家吃不完的部分打包帶走吃

如果早餐時間緊張，可以把水果、堅果等方便攜帶的食物帶到公司，作為10點左右的加餐，既能緩解疲勞，又能補充營養。另外，家裏要隨時準備一些應急的食品，一旦早上來不及做早餐不至於餓肚子，比如盒裝或袋裝牛奶、全麥麵包等，這些食物既營養又容易攜帶。

胖人怎樣吃早餐

不吃早餐不但不能減肥，反而更易使人發胖。對於肥胖者來說，早餐一定不能省略，但是需要進行一定的調整，減少熱量的攝入。

主食以稀的、液體類為主，比如粥、麵條，最好選擇飽腹感強的雜糧粥、雜豆粥等。蔬菜多用拌、蒸等少油的方式烹調。蛋白質類食物要選擇低脂的，比如脫脂牛奶。不吃油炸食物及甜食。

瘦人怎樣吃早餐

對於消瘦者而言，早餐是補充營養的好機會。首先要保證一定量的主食；其次，保證雞蛋、豆腐、瘦肉等高蛋白質類食物的攝入。吃蔬菜應以炒為主，或者加入肉絲同炒，增加熱量攝入。花生、葵瓜子、核桃等堅果同樣適合加到早餐中，以提升早餐的營養。

早餐宜熱不宜涼

食物熱吃才能保護「胃氣」。中醫學說的胃氣，其實是廣義的，並不單指胃，還包含了脾胃的消化吸收能力、後天的免疫力、肌肉的功能等。早晨體內的肌肉、神經及血管往往處於收縮的狀態，假如這時候你再吃喝冰冷的食物，會使體內各個系統更加攣縮，血流更加不暢。時間長了，就會發現好像老是吃不對勁兒，或大便老是稀稀的，皮膚越來越差，喉嚨老是隱隱有痰不清爽，時常感冒，小毛病不斷。這就是傷了胃氣，傷了身體的抵抗力。

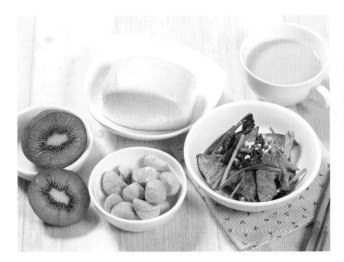

吃早餐宜軟不宜硬

　　清晨，人的脾胃還處在困頓、呆滯的狀態，常使人胃口不開、食欲不佳，尤其是老年人。因此早餐不宜進食油膩、煎炸、乾硬以及刺激性大的食物，否則容易導致消化不良。早餐宜吃容易消化的溫熱、稀軟的食物，如熱牛奶、熱豆漿、湯麵條、餛飩等，最好能喝點粥，若在粥中加些蓮子、紅棗、淮山、桂圓、薏米等保健食品，那就美味和健康都齊全了。

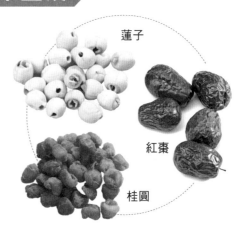

蓮子

紅棗

桂圓

糖尿病患者早餐吃甚麼能使血糖穩定

　　糖尿病患者飲食中要控制總熱量，但必須保證足量的主食，早餐也不例外，不吃主食容易發生低血糖。早餐主食可通過增加粗糧來延緩餐後血糖升高，雜糧饅頭、粗粟米粉發糕等都是不錯的選擇。

　　可以將幾種含粗纖維的蔬菜和主食搭配着吃，比如雜錦拌菜（生菜、青瓜、櫻桃番茄、紫椰菜）、素炒青菜等。水果選低糖水果，如青蘋果、梨、橙等。1個雞蛋、1杯低脂奶可以提供蛋白質，還能使人整個上午精力充沛。

早餐不能不吃，但也不可吃得過飽

　　如果飲食量超過胃腸的消化能力，食物就不能被消化吸收，長此以往會大大影響胃腸功能，甚至引發胃腸疾病。另外，大量的食物殘渣停留在大腸中，被大腸中的細菌分解，其中蛋白質的分解物——苯酚等會經腸壁進入血液中，使人罹患血管疾病。因此，早餐不可不吃，但也不可吃得過飽。

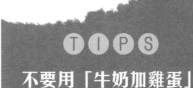

不要用「牛奶加雞蛋」代替主食

　　「牛奶加雞蛋」一直被很多人奉為健康的早餐，並用其代替主食。這種搭配雖然含蛋白質很高，但卻缺少人體活動所需的碳水化合物，人進食後蛋白質轉化為碳水化合物以供能，起不到蛋白質本身的功效。所以早餐在喝牛奶吃雞蛋的同時，也不能缺少主食，應搭配米粥、饅頭、包子等主食，以保證人體得到足夠的碳水化合物。

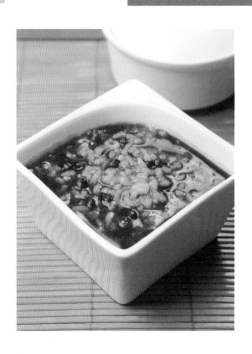

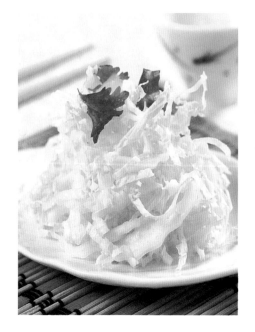

紅豆粥

材料 大米 50 克，紅豆 30 克。

做法

1. 紅豆洗淨，浸泡 1 小時；大米淘洗乾淨，浸泡 30 分鐘。

2. 鍋置火上，加入適量的清水煮沸，將紅豆放入鍋內，煮至爛熟時，再加入大米用大火煮沸後轉用小火繼續熬煮，至黏稠即可。

營養特色 早餐適合進食粥類，因為粥易於消化吸收。同時，豆類食物的蛋白質組成中，蛋氨酸含量低而賴氨酸含量高，穀類則正好相反，二者搭配食用可實現蛋白質互補，營養價值大大提高。

糖醋白菜心

材料 大白菜心 200 克。

調料 芫茜、鹽、白糖、醋、麻油各適量。

做法

1. 大白菜心擇洗乾淨，瀝乾水分，切絲；芫茜擇洗乾淨，瀝乾水分，切段。

2. 取小碗，加鹽、白糖、醋和麻油攪拌均勻，兌成調味汁。

3. 取碟，放入白菜絲，淋上調味汁，撒上芫茜段即可。

營養特色 白菜富含維他命 C、維他命 E、膳食纖維和礦物質，能利尿減肥，促進排毒。這道菜適合忙碌的上班族當早餐食用。

一週精美早餐推薦

▶ 精力充沛中式營養早餐

星期一	紅豆粥＋夾餅＋番茄炒雞蛋＋火腿＋蘋果
星期二	紫米粥＋饅頭＋綠豆芽拌豆腐絲＋焓雞蛋＋香蕉
星期三	蛋炒飯＋滷雞肝＋黑豆豆漿＋橘子
星期四	饅頭＋青瓜絲拌海蜇皮＋酸奶＋李子
星期五	番茄雞蛋麵＋炒花生粒＋拌海帶絲＋桃
星期六	海帶綠豆粥＋速凍花卷＋蒸茄拌肉醬＋葡萄
星期日	炒年糕＋香腸蔬菜湯＋焓雞蛋＋西柚

▶ 中西合璧營養早餐

星期一	牛奶＋饅頭＋醬豆乾＋生菜
星期二	黃豆醬＋雞蛋軟餅＋芝士＋蘋果
星期三	餛飩＋麵包＋火腿＋家常豆腐＋蘿蔔
星期四	小米粥＋饅頭＋芝士＋花生拌菠菜
星期五	核桃紅棗糊＋麵包＋牛扒＋奇異果
星期六	牛奶＋山東煎餅＋焓雞蛋＋麻醬＋椰菜絲
星期日	八寶粥＋雞扒漢堡＋蔬菜沙律

午餐豐盛，充分攝入營養，增強抵抗力

營養豐富的午餐，一天主要的能量攝取源

午餐在一日三餐中起着承上啟下的作用——既能補充上午的身體消耗，幫助恢復體力，又能為下午提供足夠的熱量和營養補充。午餐為全天提供的熱量和營養素是最多的，一般要佔到 40%，午餐不僅要吃，還要吃好，才能讓身體各系統高效運行。

午餐有三個主角，還要有「三低」

健康的午餐應以五穀為主，配合大量蔬菜、適量水果和肉蛋魚類食物。營養午餐還得講究「123」的比例，即食物份量的分配：1/6 是肉、魚、蛋類，2/6 是蔬菜，3/6 是主食。

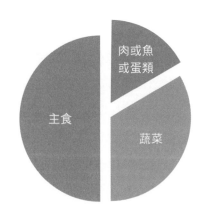

肉或魚
或蛋類

主食

蔬菜

▶ 低油、低鹽、低糖

午餐如果經常在外食用，點菜的時候要儘量點少油的菜，比如涼拌的、蒸的、煮的、汆的。午餐不要吃得太鹹，以免增加腎臟負擔，還容易引發高血壓等疾患。一些口味偏甜的菜品如糖醋裏脊，既含糖又含鹽，要格外警惕，應限量食用。

▶ 給身體足夠的碳水化合物，可選粗糧雜豆飯

午餐的碳水化合物要足夠，才能提供腦力勞動所需的葡萄糖。碳水化合物主要來自穀類，宜選擇澱粉含量高的穀類，但是為了延長飽腹感、平穩餐後血糖，最好減少白米白麵粉，而吃點粗糧雜豆、薯類，比如紫米粥、粟米餅、蕎麥麵條、粗糧餅、煮粟米棒、蒸番薯等，都是不錯的選擇。

在外就餐沒有粗糧、豆類怎麼辦

其實很多菜品中也含有粗糧和豆類，比如涼拌蕎麥麵、四喜黃豆等，也是攝入粗糧、豆類的好辦法，只是進食這類食物的時候，要相應減少主食量，以免熱量攝入過多。

定時吃午餐，使腸胃功能正常

午餐一般在每天的 11:00~13:00 之間進食最好，並且注意每天的午餐都儘量在這個時間段內，以使腸胃功能正常發揮。

午餐如何吃到足夠的蔬菜

蔬菜是維他命和膳食纖維的寶庫，人體一天所需要的蔬菜量為 300~500 克，午餐達到 200~250 克為好。可是午餐怎麼保證吃到足夠量的蔬菜呢？

第一個辦法是，進餐的時候多選擇一些純素的蔬菜類菜品，比如清炒油麥菜、蒜蓉西蘭花、果仁菠菜、荷塘小炒、蔬菜沙律等；即使選肉類食物，也最好選擇葷素搭配的，比如尖椒肉絲、番茄燉牛腩、杏鮑菇炒肉等。

第二個辦法是，選擇主食的時候可多選穀蔬結合的，比如蔬菜卷餅、蔬菜粥等，這樣也可增加蔬菜的攝入量。

第三個辦法是，如果午餐和早餐加起來蔬菜吃得實在不夠，那麼就在晚餐增加蔬菜攝入量。

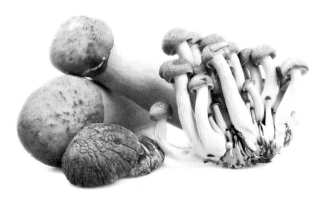

午餐要增加菌藻類，比如杏鮑菇、金針菇、雞腿菇、蘑菇、木耳、銀耳、海帶等都是很好的選擇，有助於維護身體健康。

要想整個下午都精神好，最好多素少肉

午餐吃好不但可以補充營養，緩解上午工作的疲勞，還能讓下午精神飽滿。可是很多上班族吃完午飯就犯睏，這是因為午餐吃了太多高熱量、高脂肪、高糖的食物，這些食物會降低血液攜氧能力，讓人容易疲倦。所以午餐要吃得清淡一些，以素為主，葷素搭配，儘量遠離油膩食物和甜食，如紅燒肉、蛋撻、漢堡等，否則易犯睏，還可能出現高脂血症、肥胖等。

午餐主食要多樣，不要單一

最好正餐的主食不只是一種，兩種以上更健康，更有利於補充體力。如米飯＋豆沙包、米飯＋肉包、米飯＋煮粟米等。一般午餐主食 125 克可以滿足多數人的需要。

午餐中高質量的肉、魚、蛋也要有，以供給熱量、緩解疲勞

午餐是承上啟下的一餐，既要緩解上午的學習和工作疲勞，還要帶給下午足夠的熱量，所以蛋白質類食物必不可少。

蛋白質要選擇高質量的優質蛋白質，比如瘦牛肉、瘦豬肉、雞、鴨、魚、蛋等，除含蛋白質外，還能提供不飽和脂肪酸。

水果可以下午工作間隙吃，有助於消除疲勞

午餐如果沒有充分的時間吃水果，也可以留到下午茶的時候吃，這樣既能補充營養，又可以享受片刻的放鬆。荔枝、蘋果、櫻桃（車厘子）、桃、香蕉、橙子等都是不錯的選擇。

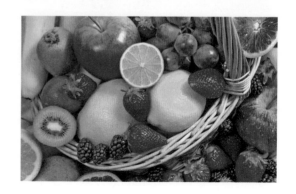

健康的午餐便當要注意甚麼

有些上班族喜歡帶便當，午飯時用微波爐加熱後食用。自帶便當時最好注意幾點：

1. 氣溫高的天氣，如果公司沒有冰箱，最好不要帶便當，否則經過一上午的時間，午飯容易變質。

2. 如果攜帶蔬菜，儘量少選含硝酸鹽高的莖葉類蔬菜，並且炒製的時候最好不要炒得過熟，六七分熟即可，否則經微波爐加熱後，蔬菜會發黃、變味，還容易產生有毒的亞硝酸鹽，對健康不利。

3. 午飯最好不要帶魚和海鮮，因為易產生蛋白質降解物，損害肝、腎功能，並且容易腐敗變質。

4. 葷菜儘量選擇含脂肪少的，如牛肉、雞肉等。

5. 不要帶剩飯剩菜，反復加熱更容易變質，且亞硝酸鹽增多，有致癌作用。

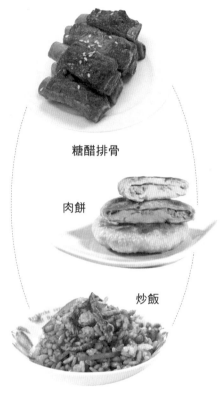

糖醋排骨

肉餅

炒飯

糖醋排骨、肉餅、炒飯等
含油脂較高，宜少吃

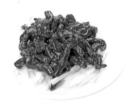

京醬
肉絲

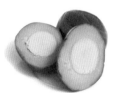

滷蛋

京醬肉絲、滷蛋這些食物比較適合午餐
攜帶，不容易變色變質，且營養較豐富

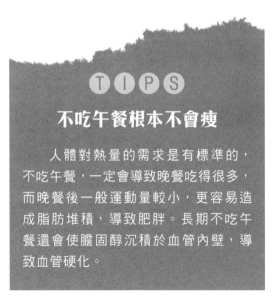

TIPS
不吃午餐根本不會瘦

人體對熱量的需求是有標準的，不吃午餐，一定會導致晚餐吃得很多，而晚餐後一般運動量較小，更容易造成脂肪堆積，導致肥胖。長期不吃午餐還會使膽固醇沉積於血管內壁，導致血管硬化。

第二章　吃對三餐，慢性病絕緣 ●

午餐「外食族」如何完成營養搭配

▶ 多人拼餐吃得更豐富

午餐大部分人都是在外就餐，如果去餐館就餐，可以幾個人拼餐，這樣吃到的食物種類就更多一些，口味上也比較豐富。

在點餐的時候注意要保證有以下4類食物：粗雜糧類，優質蛋白質類（比如豆製品、魚、瘦肉等），豐富的維他命和膳食纖維（主要來自於蔬菜）。在具體的菜式選擇上注意：

1. 避免烤、煎、炸的肉食，儘量選擇蒸、煮、燉方式製作的食物。

2. 素菜為主，少量葷菜，可以增加豆製品食物代替肉類，比如豆腐、豆腐皮、腐竹、豆腐乾等，提供充足的優質蛋白質。

3. 多選綠葉菜，因綠葉菜不耐儲存，一般餐館都會現買現做，比較新鮮。而且，綠葉菜富含維他命、礦物質、植物化學物等，有抗氧化的功能。

▶ 快餐 + 自備蔬果

如果沒有時間去點菜而需要吃快餐，就要注意少點油炸食物和甜食，用牛奶、豆漿、茶和白開水來替代甜飲料，同時自己可以從家裏帶一些時令新鮮蔬菜和水果，來彌補快餐中蔬果不足的情況。

午餐食物「三不要」

1 蓋澆飯。蓋澆飯是飯菜不分離的狀態，吃這種飯就會將用來調味的油、鹽，連同米飯與菜一起吃進肚子，容易造成高鹽、高油、高糖。

2 洋快餐。洋快餐主要以油炸食物為主，明顯存在「三高三低」，即高能量、高脂肪、高蛋白，低礦物質、低維他命、低膳食纖維。

3 湯泡飯。人們吃湯泡飯時，往往會將米飯直接吞到肚子裏。米飯沒經過正常的咀嚼，給胃的消化帶來負擔，容易引起消化不良。

TIPS

週末時光巧補營養

如果一週有五天需要在外吃午餐，那麼別浪費週末的美好時光，此時可以精心搭配和烹調，儘量改善一下一週以來的不均衡現象。但這只是一種無奈之下的補救，最好的膳食方案是把均衡飲食落實到每一天、每一餐。

午餐吃不好會損害腸胃，引發慢性病

午餐不吃或吃不好，不但影響下午的精力恢復，對身體健康也會埋下隱患。

▶ 導致反應遲鈍

早餐供給了大腦一上午的熱量來源，午餐需要接替早餐持續供能。如果不吃午餐，體內無法供應足夠血糖以供消耗，就會感到疲勞、精神不振、腦力不集中、反應遲鈍，十分影響下午的學習和工作。

▶ 腸胃問題是最大隱患

飲食不規律，要麼不吃，要麼吃起來就吃太飽，會打亂胃腸消化的生物鐘。空腹太久，胃酸等消化液分泌後得不到食物來中和，會侵蝕胃黏膜，加上幽門螺桿菌的感染，可引起急慢性胃炎、胃和十二指腸潰瘍等疾病。另外暴飲暴食，可引起急性胃擴張，嚴重損害胃腸功能，久而久之，會導致皮膚乾燥、貧血、骨質疏鬆、細胞衰老等營養缺乏症狀。

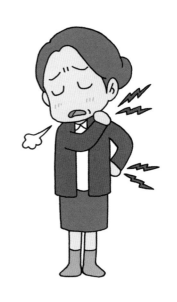

▶ 招致慢性病

不吃午餐，或者總是有一頓沒一頓、不能按時按點吃，一天兩天可能沒有甚麼大礙，但時間長了健康就會告急，很多疾病都是不良飲食習慣長期累積的結果。疲勞、失眠、腰酸背痛，甚至糖尿病、高血壓、血脂異常、冠心病等都有可能出現。

▶ 午飯不宜過飽

餐後，身體中的血液將集中到腸胃來幫助消化吸收，在此期間大腦暫時處於缺血缺氧狀態。如果吃得過飽，就會延長大腦缺血缺氧的時間，從而影響下午的工作和學習，所以午飯吃七分飽就好。

Ⓣ Ⓘ Ⓟ Ⓢ
不宜吃完午飯就睡覺

人在睡覺時新陳代謝會減慢，剛吃完午飯就立刻睡覺，食物很難消化。經常這樣做，食物的熱量會在身體裏囤積造成肥胖。

第二章　吃對三餐，慢性病絕緣 ●

豐盛可口的午餐食譜

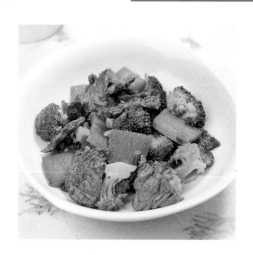

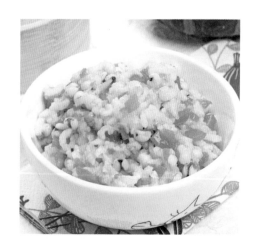

西蘭花炒牛肉

材料 西蘭花 200 克，牛肉 150 克，紅蘿蔔半根。

調料 料酒、醬油、鹽、澱粉、白糖、蒜蓉、薑末、植物油各適量。

做法

❶ 牛肉洗淨，切薄片，放入碗中，加鹽、料酒、醬油、澱粉醃漬 15 分鐘；西蘭花擇洗乾淨，掰小朵，用鹽水洗乾淨，瀝乾；紅蘿蔔去皮，洗淨，切片。

❷ 鍋置火上，倒油燒至五成熱，下牛肉滑散，待牛肉變色，撈出，瀝油。

❸ 鍋底留油燒熱，下蒜蓉、薑末炒香，下入紅蘿蔔、西蘭花翻炒，將牛肉下鍋，加料酒後略炒，再加鹽、白糖炒勻即可。

營養特色 西蘭花富含維他命和礦物質，還具有很強的抗氧化功效，可以延緩衰老，防癌抗癌，還能美白肌膚；牛肉可以為人體提供蛋白質，葷素搭配適合午餐食用。

南瓜薏米飯

材料 薏米 50 克，南瓜 200 克，大米 100 克。

做法

❶ 南瓜洗淨，去皮、去瓤，切成顆粒。

❷ 薏米洗淨，揀去雜質，浸泡 3 小時；大米洗淨，浸泡半小時。

❸ 將大米、薏米、南瓜粒和適量清水放入電飯鍋中，按下「煮飯」鍵，煮至電飯鍋提示米飯蒸好即可。

營養特色 薏米、大米可為人體提供碳水化合物，有利於維持旺盛的精力，薏米還能利水消腫、美白肌膚，南瓜可以促進排毒，還能輔助降糖。

烹飪小妙招

如果嫌南瓜切小粒太麻煩，也可以直接切南瓜塊入鍋，米飯蒸好後，用飯勺拌勻即可。

一週精美午餐推薦

▶ 美顏抗衰的營養午餐

星期一	金銀飯 + 百合鯽魚湯 + 牡蠣攤雞蛋 + 豆豉油麥菜
星期二	家常餅 + 番薯粥 + 苜蓿肉 + 豆芽椒絲
星期三	米飯 + 素雜錦 + 黑椒牛柳 + 上湯娃娃菜
星期四	烙餅 + 番茄燜蝦 + 西蘭花燒雙菇 + 紫菜湯
星期五	粗粟米麵發糕 + 全麥豆漿 + 芹菜拌核桃仁 + 花生燉豬蹄
星期六	黑米飯 + 番茄炒雞蛋 + 魚香肉絲 + 白菜凍豆腐湯
星期日	淮山蒸飯 + 韭菜炒蝦仁 + 五香腐竹 + 蛋花湯

▶ 補充能量的活力午餐

星期一	奶香粟米餅 + 番茄排骨湯 + 芹菜燒豆腐 + 蓑衣青瓜
星期二	涼麵 + 松仁粟米 + 蒜蓉茄子 + 皮蛋豆腐
星期三	手擀麵 + 宮保雞丁 + 海帶三絲 + 珊瑚椰菜花
星期四	栗子蒸飯 + 紅燒帶魚 + 西芹炒百合 + 草莓汁
星期五	饅頭 + 肉末豆腐 + 苦瓜煎蛋 + 紅蘿蔔羊肉湯
星期六	牛肉蓋飯 + 葱香馬鈴薯泥 + 冬瓜蝦皮湯
星期日	花卷 + 西蘭花炒牛肉 + 糖醋蓮藕 + 海帶排骨湯

晚餐要合理，提防各種慢性病找上門

怎樣輕鬆做出美味晚餐

工作一天之後一定十分疲倦，既想吃得好，又不想大動干戈，其實只要掌握一些小竅門，晚餐也可以做得很省力。

要想讓晚餐變得省時省力，只要提前做一些準備工作就可以了。

1. 蔬菜提前清洗乾淨，但一定要瀝乾水分，然後保存在冰箱裏，注意不要切，烹調時現切比較好，不然會損失大量的營養。

2. 豬肉、雞肉、牛肉、海鮮等食品，可以提前清洗乾淨，切好或醃漬好，然後放入冰箱冷藏。

3. 大蔥、薑、蒜等也可以提前擇洗乾淨，放入冰箱存放，但要瀝乾水分，並且也先不要切，不然會使其特有的香味降低。

4. 週六、週日休息的時候，可以把適宜提前烹調的食物放在白天烹調，不但能充分節省晚餐時的烹調時間，而且能吃到比平日裏的晚餐更為豐盛的食物。比如晚餐時要做豬蹄湯，白天就可以把豬蹄煮爛，一次多做點，晚上加入蔬菜等食材一煮就可以了。

5. 像乾木耳、乾銀耳等需要泡發的，可以提前用清水浸泡，不但可以節省烹調時間，而且可以泡發得比較充分，但夏季浸泡時最好放入冰箱冷藏，以免滋生細菌而變質。

6. 頭一天要對第二天晚餐時所需要的食材心中有數，比如晚餐時要做咖喱炒飯，如果家裏沒有咖喱粉，就要記得提前購買。

TIPS

晚餐宜吃八分飽，消化系統才不出毛病

吃得過飽，鼓脹的胃腸對周圍器官造成壓迫，胃、腸、肝、膽、胰等負擔增大會產生信息傳給大腦，使大腦相應部位的細胞活躍起來，導致睡覺時多夢，經常做夢會使人在第二天感到疲勞，時間長了會引起神經衰弱等疾病。

改變以肉為主角的晚餐模式

很多人總是在晚餐的時候大快朵頤，紅燒肉、燉豬蹄、紅燒雞翼紛紛上場，其實晚餐不要以肉為主，要儘量偏素一些，以蔬菜為主，否則消耗不掉的脂肪會在體內堆積，造成肥胖，影響健康。

如果一餐中四個菜，那麼最好三份蔬菜，一份肉菜，肉類要選擇低脂、高蛋白質的瘦肉、魚類、去皮禽肉，或者用豆腐等豆製品代替肉來補充蛋白質。比如炒上一碟油麥菜，蒸個茄子，再來一份葷素合炒的小菜，就很完美了。

晚餐儘量不吃甜點，因為難消化、易變胖

晚餐過後是人們最放鬆的時刻了，往往會在餐後來點甜點，可是甜膩的食物很容易給腸胃消化造成負擔，而且晚餐後活動量小，甜品中的糖很難在休息的狀態下分解，進而會轉換成脂肪，造成肥胖，長此以往也有引發心血管疾病的可能。

晚餐只吃水果不吃主食，就能減肥嗎

水果富含碳水化合物、維他命、礦物質和膳食纖維，但是不能滿足人體所需的全部營養，而且即便不吃主食，水果所含的熱量及糖分也會轉化為脂肪而堆積，如果晚餐長期用水果當正餐，不但不能減肥，還容易引起蛋白質和鐵等攝入不足，誘發貧血、免疫功能下降等現象。

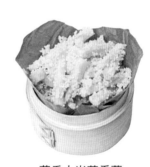

荷香小米蒸番薯

主食應該是每餐都吃，晚餐可以適當少吃，選擇上儘量偏向於營養全面的粗糧類。粗細搭配的主食，比如粟米粥、煮粟米棒、雜糧粥、混合粗糧饅頭、蕎麥麵條等，富含膳食纖維和澱粉，飽腹感強，增加胃腸動力，有助消化，還能增加咀嚼次數，延長就餐時間，避免進食過量。

將主食換成馬鈴薯、淮山、芋頭、番薯、紫薯等澱粉含量高的薯類，既增加了營養素的攝入量，又可以飽腹，熱量也不太高。

TIPS
晚餐儘量少飲酒或不飲酒

因為晚上尤其是入睡後新陳代謝減慢，飲酒會增加肝臟負擔，代謝不出去的毒素對健康不利。

晚餐要少吃，少吃的是熱量，不是營養

合理的少吃是指在獲取同等營養的情況下儘量吃低熱量食物。也就是説，少吃是指減少熱量，並不是要餓肚子，每餐吃七八成飽即可，不要過飽。

低熱量、高營養的食物：水果、蔬菜、菌藻；去皮雞肉、鴨肉，魚蝦類；粟米、番薯、黃豆等天然穀物和豆類。

高熱量、低營養的食物：含添加糖的甜飲料，如碳酸飲料、乳飲料、果汁飲料等；添加了油、鹽、糖等的精製穀物，如餅乾、蛋黃批、酥餅、油條等；深加工食品，如火腿、熏肉、臘腸、鹹魚等；燒烤肉類，如羊肉串、烤雞翼；油炸食物，如炸薯條、炸雞腿等。

晚餐怎樣減少熱量攝入

1. 水果放在餐前吃，而不是餐後吃。

2. 主食以粗雜糧或全麥為主，可以用雜糧粥代替乾米飯。不吃含油、鹽的主食，比如葱油餅、炒飯等。

3. 蔬菜和肉要用少油少鹽的方式烹調，蒸、煮、燉為主，不要油炸。

4. 肉類選擇瘦肉、魚蝦、去皮禽肉等低脂類的。

晚餐喝肉湯，容易變胖

很多人喜歡在晚餐的時候煲湯喝，但晚餐喝葷湯並不是一個很好的選擇，容易導致脂肪堆積。排骨湯、豬蹄湯等脂肪含量太高，晚餐喝對心血管健康不利，如果做得太鹹，還容易引發高血壓；海鮮湯中的嘌呤含量太高，常喝易誘發痛風；胃腸不好者喝太油膩的湯會增加消化負擔。

所以，比較油膩的肉湯、嘌呤含量高的海鮮湯最好不要晚上喝，可以改在中午喝，中午喝湯最不易造成肥胖，但是喝的時候也最好撇掉浮油。

ＴＩＰＳ

不吃「擦鍋」飯

中老年人很喜歡「擦鍋」，就是炒完一鍋菜盛出來，鍋裏還剩些油渣，這時用米飯或饅頭再把鍋擦乾淨，「不浪費」一點油水。這樣做會導致主食能量密度大幅提高，長此以往容易患高脂血症。

如果晚上想喝湯,不妨選擇低脂類的蔬菜、菌藻煲湯,比如冬瓜、絲瓜、番茄、香菇、金針菇、紫菜、海帶等,並且要少放油、少放鹽。

素少葷多,容易被高血壓、高脂血症、糖尿病盯上

晚餐可以蔬菜為主,主食要適量減少,適當吃些粗糧,少吃一些健康的肉類。甜點、油炸食物儘量不要吃,蛋白質要適量,脂肪類吃得越少越好。如果晚餐吃大量的肉、蛋、奶等高蛋白食品,會使尿中的鈣量增加,導致體內的鈣儲存量減少,對骨骼健康不利,還容易罹患尿道結石。並且晚餐攝入過多的熱量和脂肪,還會使高血壓、血脂異常和糖尿病的風險增加。

晚餐食物「五不吃」

1. 不吃油炸食物:如炸雞、炸魚、油炸主食等。

2. 不吃高脂肪、高膽固醇食物:如動物內臟、肥肉等。

3. 不吃高能量食物:如奶油蛋糕等甜食。

4. 个吃高粗纖維食物:如大量粗糧、韭菜、茼蒿等。

5. 不吃高興奮性、刺激性食物:如濃茶、辣椒、咖啡等。

晚餐食物宜「清淡至上」

1. 晚飯要清淡。蔬菜要作為晚飯的主體,大約吃 250 克。

2. 晚飯主食要適量。晚飯至少要有 50 克主食,但也不要過量,原則上不超過 100 克。主食可變換花樣,如米飯、粗糧、饅頭,但建議不選擇油炸類食物。

3. 晚飯要有富含優質蛋白質的食物,豆製品、瘦肉都是含有優質蛋白質的食物,每餐以 50 克為宜。

4. 乾稀搭配。適量攝取一些粥和湯類食物,晚飯提倡乾稀搭配,以幫助消化。

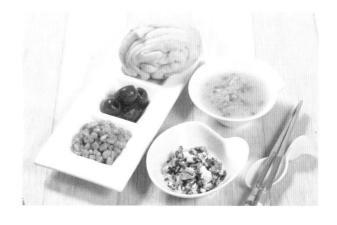

吃夜宵易消化、不變胖的妙招

經常吃夜宵會給腸胃造成負擔，但是對於偶爾熬夜工作學習的人，如果不吃點夜宵就扛不住，那麼這個時候選擇甚麼樣的夜宵就很關鍵了。

軟爛的粥是健康夜宵的首選，既能提供熱量，還不乏大量水分，而且潤腸易消化。魚片粥、蔬菜粥、小米粥、紅棗粥、八寶粥等對於調養腸胃、緩解工作壓力都很有好處。

如果不想喝粥，也可以喝杯豆漿或牛奶，不足的話可以加點低糖水果或蔬菜，比如蘋果、柚子、青瓜、番茄等。這些食物飽腹感比較強，又容易消化，也不會妨礙睡眠。炸雞、燒烤、啤酒、漢堡這類快餐是不健康的，尤其不適合睡前進食，因為對腸胃健康不利。

> **1 隻雞翼的熱量 =1 碗米飯（約 150 克）**

> **1 瓶啤酒（600 毫升）的熱量 =1 個饅頭（約 100 克）**

晚餐和睡覺時間應間隔多久

晚餐過晚是尿道結石的主要原因，那麼晚餐到底幾點吃合適呢？最好安排在晚上 6 點左右。

對於很多上班族來說，如果做不到晚 6 點吃飯，也可以根據睡覺時間安排晚餐，晚飯距離就寢時間至少要間隔 3 小時，這樣胃裏的食物消化得比較充分，才不會影響夜間的睡眠質量，這一點對於肥胖、血脂異常、高血壓、脂肪肝患者尤其重要。

TIPS

不吃湯泡飯

湯泡飯是很不健康的一種吃法，由於米飯泡軟易吞，往往沒有咀嚼充分就快速吞咽下去了，會增加胃的消化負擔，而過量的湯水又會沖淡胃液，影響食物的消化吸收，時間長了還容易引發胃病。

不吃晚餐，易引發胃病、低血糖等健康問題

大多數人都認為不吃晚餐可以控制體重，其實不然。

首先，不吃晚餐，如果饑餓難耐的時候再吃夜宵，反而會吃得更多，增加消化負擔。

其次，不吃晚餐，身體沒有碳水化合物供應，不僅無法消耗脂肪，還容易導致代謝紊亂，造成營養失衡，引發胃病、低血糖及各種健康問題。

其實，控制體重也不能省略晚餐，但是晚餐可以吃少一點，減少油脂攝入，不吃甜食和含糖飲料。

睡眠不好的人怎樣吃晚餐

▶ 補充富含 B 族維他命的食物，改善疲勞，促進睡眠

晚餐時多吃一些香菇、菠菜、黑米、堅果、豆類等富含 B 族維他命的食物，可以增強神經系統的功能，消除煩躁不安，促進睡眠。

▶ 多吃富含鎂的食物

鎂是天然的放鬆劑和鎮靜劑，晚餐時吃些綠葉蔬菜、粟米、杏仁、海藻類等富含鎂的食物，可以促進睡眠。

▶ 吃點富含色氨酸的食物

晚餐適量多吃一些含有色氨酸的食物，能大大提高晚上的睡眠質量。小米中色氨酸含量豐富，因此晚餐主食中加些小米是個不錯的主意。南瓜子仁、腐竹、豆腐皮、蝦米、紫菜、黑芝麻等也能提供較多的色氨酸。

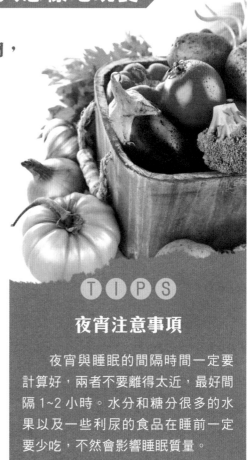

TIPS
夜宵注意事項

夜宵與睡眠的間隔時間一定要計算好，兩者不要離得太近，最好間隔 1~2 小時。水分和糖分很多的水果以及一些利尿的食品在睡前一定要少吃，不然會影響睡眠質量。

第二章 吃對三餐，慢性病絕緣 ●

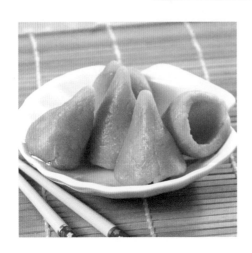

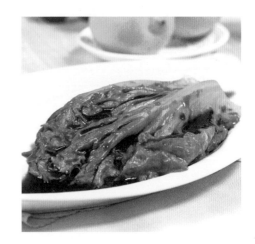

小窩頭

材料　粗粟米粉150克，白麵粉50克。

調料　酵母 5 克，白糖適量。

做法

❶ 酵母倒入小碗中，加適量溫水攪拌至溶化；粗粟米粉、白麵粉和白糖倒入盛器中，分少量多次倒入酵母水和清水攪拌均勻，反復揉搓成糰，醒發 15~20 分鐘。

❷ 案板上撒一些麵粉，將發酵好的麵糰揉搓至表面光滑，搓長條，切成中等大小的劑子。逐一取劑子，團好，放在手心裏，用另一手的大拇指頂出小窩，邊捏邊旋轉，做成窩頭。

❸ 蒸鍋置火上，倒入適量清水，放上蒸簾，鋪上潤濕的屜布，有間隔地放上小窩頭生坯，待鍋中的水燒開後蒸 25 分鐘左右即可。

營養特色　這是一道低熱量粗糧主食，富含膳食纖維、葉黃素和維他命 E，可促進腸道蠕動，幫助排毒，防治便秘，還能防止動脈硬化和冠心病的發生。

蠔油生菜

材料　生菜 250 克。

調料　蠔油、鮮湯、粟粉水、植物油各適量。

做法

❶ 生菜洗淨，撕成大片，瀝乾水分。

❷ 鍋置火上，倒入清水，燒沸後加入生菜焯一下，撈出。

❸ 鍋再置火上，放油燒熱，加入蠔油、鮮湯、生菜翻炒，用粟粉水勾芡即可。

營養特色　生菜富含膳食纖維和維他命 C，可消除多餘脂肪，有減肥功效，還能催眠，降低膽固醇，適合晚餐食用，尤其適合睡眠質量欠佳者。

烹飪小妙招

生菜脆嫩爽口，帶有一絲甜味，很好吃。不需要放鹽，可以減少鹽的攝入。

一週精美晚餐推薦

▶ 低熱量老少皆宜晚餐

星期一	紅豆飯 + 雙椒雞絲 + 蘑菇冬瓜湯 + 蘋果
星期二	淮山蒸飯 + 青椒瓤豆腐 + 蘿蔔粉絲湯 + 草莓
星期三	榨菜肉絲麵 + 蒜香荷蘭豆 + 白菜炒雞蛋 + 梨
星期四	小窩頭 + 糖醋紫椰菜 + 排骨燉豆角 + 草莓
星期五	疙瘩湯 + 老醋花生 + 花生醬雞絲 + 桃
星期六	葱油餅 + 涼拌豇豆 + 蘑菇雞蛋湯 + 橘子
星期日	扁豆燜麵 + 粗粟米粉粥 + 蠔油生菜 + 西瓜

▶ 中西結合情侶晚餐

星期一	芝士菠菜意大利粉 + 煎火腿 + 水煮蘆筍 + 芒果
星期二	咖喱雞飯 + 魚丸瓜片湯 + 酸奶水果沙律
星期三	蔬菜飯糰 + 豬肉辣白菜湯 + 提子
星期四	香酥煎餃 + 海鮮沙律 + 番茄牛肉煲 + 甜橙
星期五	泰式炒飯 + 牛肉餅 + 菜花芫茜湯 + 李子
星期六	海綿蛋糕 + 粟米沙律 + 泰式酸辣海鮮湯 + 奇異果
星期日	薄餅 + 英式水波蛋 + 意大利蔬菜湯 + 櫻桃

蔬菜類

一般對於澀味較重，含有草酸、植酸等的蔬菜，如菠菜、竹筍等，烹飪前最好先入沸水中焯燙一下，以去掉一部分草酸、植酸。但是焯蔬菜時，水量要大，火要旺，焯水時間要短，這樣才能保持蔬菜的色澤和鮮味。

一般莖葉類蔬菜，比較適合炒，炒蔬菜時要用急火快炒，可以減少維他命 C 的損失。對於塊莖類的馬鈴薯、蓮藕、芋頭等，燒、燉的方法比較適合。

有些新鮮的蔬菜可以生食，比如蔬菜沙律、拌菜等，既可以減少維他命和礦物質的損失，還有美容養顏、清熱解暑的效果。

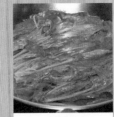

在焯燙綠葉蔬菜時，在水裏加少量食鹽，可保持蔬菜的新鮮色澤，防止變色。

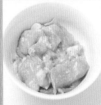

在炒鴨片時，一般需要加入蛋白、澱粉和少許鹽，拌匀上漿，然後入鍋炒製。

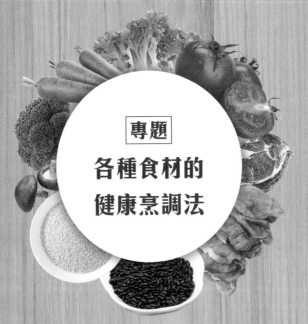

專題
各種食材的健康烹調法

食材在烹調時採用合理的方法可以減少營養素的流失，更大地發揮對人體的補益效果。

米麵類

米飯一般現吃現做，並且不要撈飯，用電飯鍋或高壓鍋燜飯最好。麵食有蒸、煮、炸、烙、烤等烹飪法，一般以蒸（饅頭、包子、花卷等）時營養損失較少。

如果吃麵條，最好吃混湯麵，並且連湯食用，以保證攝入更完全的營養。如果實在喜歡吃撈麵，那麼最好麵湯不要丟棄，吃完麵再喝些湯。

溫馨提示：蒸饅頭時，不要加太多鹼，否則會分解破壞維他命，並且口感也會苦澀。

肉類

各種肉類及動物內臟，洗淨後需要焯一下再烹製，一般對於腥、羶、臊等異味較重、血污較多的肉類，如牛肉、大腸、肚、肝，可將食材和冷水同時下鍋加熱至一定熟度撈出；對於腥、羶、臊等異味較小的肉類，可以直接入沸水鍋中焯燙。

烹製肉類時，上漿和掛糊是經常用到的方法，就是用澱粉、雞蛋、鹽等與食材一起調拌，使食材外層裹上一層薄薄的漿液，這層漿液可以保護食物內部的營養和水分，避免食物在與熱油接觸時營養流失。對於質地較老的整雞、整鴨等適合採用大火煮沸，然後用中火或小火長時間煮燉的方式。

三減三健，吃出健康

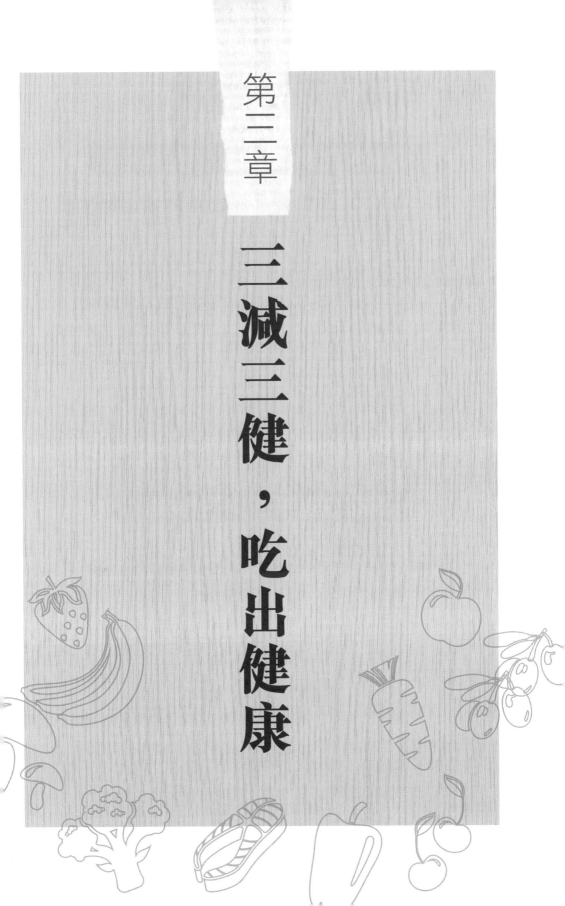

減一點鹽，多一些健康

防治慢性病的關鍵：清淡少鹽

《中國居民膳食指南（2016）》建議每人每天食鹽量不超過 6 克，可是目前大部分人的鹽攝入量嚴重超標。

▶ 60% 的高血壓是吃鹽多導致的

鹽的主要成分是氯化鈉，當人體攝入鹽過多時，腎臟會減少排尿，這就使存留在體內的水分增加。這些水分瀦留於血液中，導致全身血液循環量增加，血管由此受到強大的壓力，導致血壓增高，還會導致血管硬化。高血壓和血管硬化又是誘發心臟病、腦中風的主要因素。

▶ 吃鹽多對腎臟的危害

吃鹽過多，人易口渴，需要喝大量的水來緩解，長期大量攝入鹽會導致身體水腫，同時還會增加腎臟的負擔。

▶ 吃鹽過多可致胃癌

食鹽進食過多，會直接刺激胃黏膜，使胃黏膜發生充血、水腫、糜爛、潰瘍等一系列病變，導致重度萎縮性胃炎的發生，這與胃癌的關係非常密切。一些高鹽食物，比如醃菜、醃肉等含有大量的亞硝酸鹽，會在胃內轉變為亞硝胺，具有極強的致癌性。

烹調中逐漸減少鈉鹽攝入

人一旦養成清淡的口味，再吃鹹的東西就會不習慣。但這個過程一定要逐漸改變、逐漸適應。如果最初每天吃鹽 10 克，可逐漸遞減為 8 克，適應一段時間後再減至 6 克、4 克，不要一下子減鹽，以免破壞體內水鈉平衡，引發脫水，增加血液黏稠度。尤其對於老年人來說，自身水分調節能力下降，鹽分驟減會使血流量降低得更多，容易引發腦梗塞。

TIPS

低鈉鹽也要控制量

低鈉鹽是減少鈉的含量、增加鉀的含量，而基本上鹹味不減，所以吃進同樣多的鹽卻減少了鈉的攝入，尤其適合高血壓、血脂異常、冠心病患者，健康人群也可以選用低鈉鹽來實現減鹽。但切記腎臟病患者、高鉀血症者不能食用低鈉鹽。

不管甚麼鹽都不能多吃，每天都要控制在 6 克之內，即使是低鈉鹽，如果比普通鹽多用 25%，吃進去的鈉也就和普通鹽一樣多了。

便於掌握的用鹽計量法

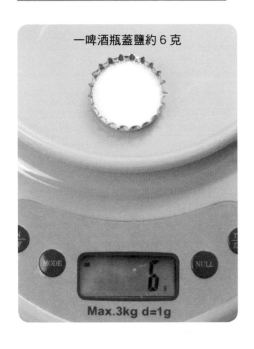

一啤酒瓶蓋鹽約 6 克

Max.3kg d=1g

掌握少吃鹽的烹調竅門

▶ 最後放鹽

這樣鹽分散於菜肴表面還沒來得及深入到內部，吃上去口感夠了，又可以少放很多鹽。

▶ 適當加醋

酸味可以強化鹹味，哪怕放鹽很少，也能讓鹹味突出。醋還能促進消化、提高食欲，減少食材中維他命的損失。檸檬、柚子、橘子、番茄等酸味食物也可以增加菜肴的味道。

▶ 利用油香味增強味道

葱、薑、蒜等經食用油爆香後產生的油香味，能增加食物的可口性。

揪出食物中的隱形鹽

除了食鹽以外，很多食物中也潛藏着鹽。比如，鹹菜、酸菜等醃製食品、火腿腸、午餐肉、牛肉乾等加工食品，薯條、薯片等膨化食品，醬油、番茄醬、蛋黃醬、沙律醬、味噌、咖喱等調味品，過量食用同樣會導致食鹽攝入超標。特別值得注意的是，麵條中（各種拉麵、掛麵、切麵等）含鹽量也不少，又容易被人忽視。因此，要警惕這類食物。

如果烹調時加了醬油、雞精等，則要減少鹽的用量，如果偶爾食用了鹹菜、午餐肉等食物，同樣要減少炒菜時的用鹽量。

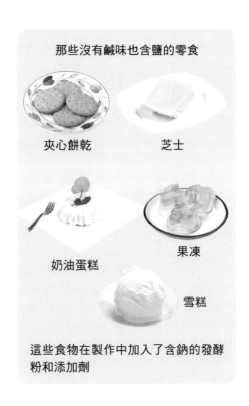

那些沒有鹹味也含鹽的零食

夾心餅乾　　　芝士

奶油蛋糕

果凍

雪糕

這些食物在製作中加入了含鈉的發酵粉和添加劑

減少烹調用油，讓血管更年輕

過多吃油是多種慢性疾病的危險因素

人的一生，如果以 80 歲壽命為前提，要吃大約 8 萬頓飯，吃的食物總量約 60 噸（包括飲水）。其中，食用油的數量可高達 1~2 噸。大量的油進入人體，將會對人們的健康產生很大影響。

油能夠提供人體所需要的脂肪，協助脂溶性維他命的吸收，人們的生活離不開油。然而，隨着人們物質生活水平的不斷提高，每天的攝油量也在不斷攀升。過多吃油可能會增加肥胖症、高脂血症、動脈粥樣硬化等多種慢性疾病的發病風險。

選擇植物油，遠離動物油

食用油分動物油和植物油兩類，豬油、奶油、牛油、雞油等動物油中飽和脂肪酸的含量較高，會加劇動脈粥樣硬化，不管是慢性病患者還是健康人群都應該選擇植物油。植物油以不飽和脂肪酸為主，但也要限量食用，每人每天不超過 30 克，有助於維持高密度脂蛋白膽固醇的水平，對防止動脈粥樣硬化很有幫助。

不同植物油的脂肪酸構成不同，營養特點也不同，因此應經常更換烹調油的種類，食用油多樣化才是最佳選擇。

種類	主要成分	健康功效	烹調要求
大豆油	富含亞油酸、維他命 E	保護心臟	烹調時溫度不宜過高，不適宜煎炸食物
花生油	不飽和脂肪酸含量高，還含有卵磷脂	保護血管壁、提高腦力	耐熱性略高於其他油，適用於烹炒
粟米油	含亞油酸、α-亞麻酸，優勢是維他命 E 含量高	有降血脂的作用	不耐熱，適合用於製作加熱時間較短，或者加熱溫度較低的食物
橄欖油	與穀物油脂相比，它的亞油酸含量較低，維他命 E 的含量也較低，但含有多酚類抗氧化劑	降血脂、保護心臟、抗癌	最適合涼拌，也可以低溫油炒

做到這 6 條，能少吃一半油

▶ 多用少油的烹調方式

炸、煎、紅燒等都是耗油量比較多的，要想少放油又好吃，就多用蒸、煮、焯、燉等烹調方法。蒸、煮出來的菜所含的油脂要少得多。比如烹調魚，把紅燒換成清蒸，紅燒排骨也可以改成清燉排骨，把炒雞塊改成白切雞。

▶ 用不黏鍋烹調

煎、炒食材的時候可以選擇不黏鍋，不黏鍋只需用很少的油就能烹調菜肴，比普通鍋少用油。

▶ 切大塊

食材切得過細過小，接觸油的總面積就變大了，會增加吸油量；因此食材要儘量切大塊。

▶ 菜出鍋之前控控油

菜炒好後，把鍋傾斜一會兒，讓菜裏的油流出來，然後再裝碟。而控出來的油往往含有一些脂溶性維他命，丟了可惜，可以用於做涼拌菜，但最好同一餐時用掉，而不要再次加熱。

▶ 喝湯時去浮油

雞、排骨、牛腩等燉煮後都會出油，做好後把上面的油脂撇去，可減少油脂攝入。撇出來的油湯可以在做冬瓜、白菜燉豆腐之類的素菜時使用。

▶ 烹調主食儘量不放油

主食儘量少吃加油的，比如煎餅、油餅、炒飯、炒麵、炸糕、麻糰等，換成雜糧粥、白飯、饅頭、混合麵發糕等不含油脂的主食，烹調油的用量也能大大降低。

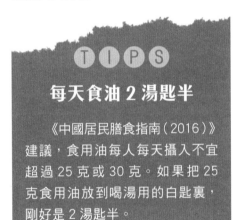

TIPS

每天食油 2 湯匙半

《中國居民膳食指南（2016）》建議，食用油每人每天攝入不宜超過 25 克或 30 克。如果把 25 克食用油放到喝湯用的白匙裏，剛好是 2 湯匙半。

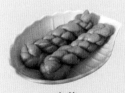
麻花

炸糕

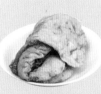
油餅

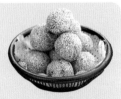
麻糰

油炸主食中脂肪含量高，不易消化，會增加腸胃負擔，容易導致胃酸倒流，攝入過多還容易造成肥胖、高脂血症等，不宜多食。

健康吃油，要控制烹調溫度

因為烹調油以不飽和脂肪酸為主，熱穩定性低，加熱後產生有害物質更多，所以烹調溫度要儘量降低。

做菜的合適油溫很容易測定。先扔進去一小片蔥白，看看四周會不會冒泡。如果泡太少，就說明溫度不夠。如果泡多而不變色，就是溫度合適。如果顏色很快從白變黃，說明溫度已經過高。

餐館用油好不好，熱水涮涮就知道

許多人都說外面的菜太油膩，想用熱水涮掉一部分。但是否能涮去菜表面上的油，要看炒菜用的是甚麼油。不新鮮的油和葷油很難用水涮掉。新鮮的液態植物油是可以涮掉的，可用這個方法來評價炒菜用油的質量。

小心「看不見的油」

人們可能會覺得烹調用油是人一天攝入油的最主要或者說唯一來源，如果這樣想就錯了。生活中很多食物都含油，按照它們存在的方式可以簡單分為「看得見的油」和「看不見的油」。

「看得見的油」是人們從感官上就能判斷的，如植物油、動物油以及動物外皮，如雞皮、鴨皮等食物。而人們常吃的花生、瓜子、核桃、開心果等堅果裏含的油，就是「看不見的油」。雖然說這些堅果裏面的油是「好」的，但是食用過多也會造成人們的油攝入量超標。

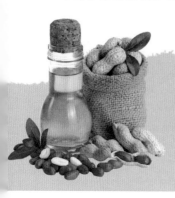

TIPS

不同的烹飪方式可以選擇不同的油

煎、炒菜可以選用花生油、大豆油、粟米油、葵花子油等大眾油；涼拌菜可以用橄欖油、芝麻油；油炸食物用花生油等。這樣混合使用，取長補短，對健康更有益。

減少糖攝入，遠離肥胖、糖尿病

添加糖攝入過多，增加肥胖和糖尿病的風險

最新版的《中國居民膳食指南（2016）》增加了控制添加糖攝入的內容。添加糖是相對於水果等食物中的天然糖來說的，指添加到食品中的單糖（如葡萄糖、果糖）和雙糖（如蔗糖、麥芽糖）。主要存在於甜飲料、甜點等中，冰糖、白糖、紅糖都是蔗糖。添加糖只提供熱量，沒有甚麼營養，我們的身體一般不需要添加糖。

▶ 很多肥胖是甜出來的

現代人愛喝添加了咖啡伴侶的咖啡、可樂等碳酸飲料，愛吃甜點等帶甜味的食物。如果不減少相應食量，又不注意運動，這大量的添加糖就會轉化為脂肪儲存在體內，進而引起肥胖，而肥胖是心血管疾病、糖尿病等諸多慢性病的危險因素。

▶ 添加糖攝入量不宜超過 50 克

過多的添加糖是人類健康的殺手，健康的飲食模式要求添加糖大大減量。中國營養學會建議每天添加糖攝入量不超過 50 克。

水

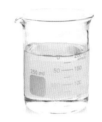

含糖量（每 500 毫升）：0

含糖飲料

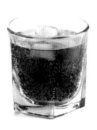

含糖量（每 500 毫升）：40~70 克（喝 1 瓶含糖飲料，一天的添加糖攝入量就超標了）

如何減少添加糖的攝入

1. 白水是最好的飲料，儘量不喝含糖飲料。

2. 只有飲料可選的時候要選「0 熱量」飲料，即熱量低於 17 千卡 /100 毫升（液體）的。「0 熱量」不意味着沒熱量，而是熱量低。各種茶水，紅茶、綠茶、菊花茶等都是 0 熱量，市面出售的茶飲料，如果沒添加蔗糖，甜味是來自阿斯巴甜、甜蜜素等甜味劑的，也是 0 熱量（甜味劑雖然在規定限量內使用對人體無礙，但經常大量攝入對身體終究不好）。

3. 喝茶、咖啡時不加蔗糖。

4. 甜品中的糖可通過限制食用量或者降低製作過程中的用糖量，或者用天然果乾替代精製糖的方法來減少糖攝入。

5. 烹調時也要少加糖，如果喜歡用糖調味，要控制用量，不要大量添加。

6. 如果確實喜歡將果醬抹在麵包上，宜不用或少用牛油或奶油。

7. 在選購包裝食品時，要先看看食品營養標籤，儘量選擇低糖食品。

8. 市場上的普通酸奶含有較多的蔗糖，不宜過量食用，應儘量選擇原味酸奶、無蔗糖酸奶。

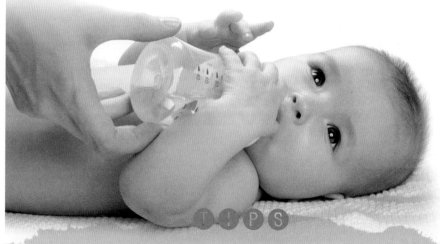

TIPS

限糖從孩子做起

孩子大都酷愛甜食、糖果，愛喝碳酸飲料，愛吃雪糕，應該從小加以糾正，限糖應從孩子做起。若長期糖攝取過量，極易造成孩子營養不良，抵抗力下降，增大患近視的危險，影響骨骼和智力發育。因此家長要減少孩子對高糖食品的攝入量，以減少兒童肥胖率，進而減少因添加糖攝入過多導致成年後的一些疾病。

維他命C，吃出口腔健康

維他命C可保護牙齦，防止牙齦出血

維他命C是一種抗氧化劑，保護身體免於自由基的威脅。人體不能合成維他命C，要靠食物攝取，同時維他命C又是水溶性維他命，在體內的儲存非常有限，需要時時補充。

缺少維他命C易令傷口癒合不良、牙齦出血、牙齒鬆動，甚至可以引發牙周病，嚴重時可出現壞血病。

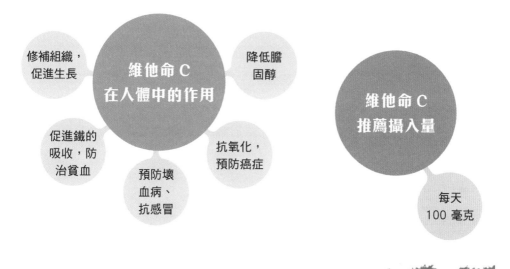

維他命C在人體中的作用

修補組織，促進生長

降低膽固醇

促進鐵的吸收，防治貧血

預防壞血病、抗感冒

抗氧化，預防癌症

維他命C推薦攝入量

每天100毫克

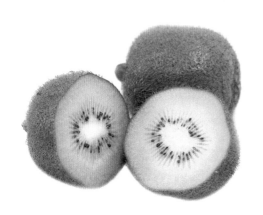

TIPS

哪些人群更需要增加維他命C的攝入

吸煙者、壓力大的人、運動量大的人、老年人等更要注意維他命C的攝入，可多吃新鮮蔬菜和水果。

維他命 C 的幾大天敵

維他命 C 必須從食物中攝取，尤其以蔬菜和水果中的維他命 C 含量最豐富。但是受加工方式、烹調方法等的影響，一不小心就造成維他命 C 的損失，因此，在製作過程要注意避讓維他命 C 的這幾大天敵：

▶ 水

維他命 C 是水溶性維他命，水洗時極易流失，因此，蔬菜最好洗完再切，以免維他命 C 從切口流失；焯燙蔬菜時最好焯完再切。

▶ 鹼

維他命 C 在酸性環境下穩定，而遇到鹼特別不穩定，容易被破壞。說到鹼，很多人想到了烹調中人為添加的小蘇打，而實際上我們烹調所用的自來水通常也是鹼性的。這些「鹼」都會影響到食物中的維他命 C。烹調菜肴時適當加點醋，不但使菜脆嫩好吃，而且可以防止維他命 C 遭到破壞，如炒馬鈴薯絲和炒豆芽時最好加點醋。

▶ 高溫

維他命 C 很怕熱，長時間高溫加熱會導致維他命 C 損失，烹調時要儘量大火快炒，減少加熱時間，降低維他命 C 的流失。

▶ 光和氧氣

蔬菜、水果長時間暴露在空氣中，甚至被日光照射，會造成維他命 C 的損失。建議大家食用新鮮蔬菜和水果，即使放冰箱冷藏也不保存時間太久，最好隨吃隨買。

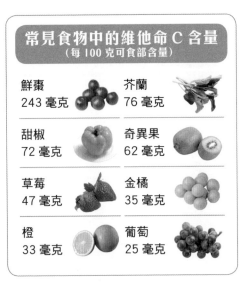

常見食物中的維他命 C 含量
（每 100 克可食部含量）

鮮棗 243 毫克	芥蘭 76 毫克
甜椒 72 毫克	奇異果 62 毫克
草莓 47 毫克	金橘 35 毫克
橙 33 毫克	葡萄 25 毫克

科學吃糖、少喝碳酸飲料防齲齒

經常攝入過多的含糖甜食或飲用過多的碳酸飲料，會導致牙齒脫落，會引發齲齒或產生牙齒敏感，嚴重的甚至會導致牙齒脫落。吃糖次數越多，牙齒受損概率越大。應儘量減少每天吃糖的次數，少喝或不喝碳酸飲料，進食後用清水漱口清除食物殘渣，或咀嚼無糖口香糖，可降低齲齒產生的風險。

健康體重，需要嚴格控制脂肪攝入

到底胖不胖，看看腰圍和 BMI 就知道

肥胖是體內脂肪，尤其是甘油三酯堆積過多導致的。肥胖是血脂異常、糖尿病、冠心病、高血壓、脂肪肝等很多慢性病的危險因素，因此預防肥胖可以在一定程度上大大降低慢性病的發生率。而對於已經步入慢性病行列的人，控制體重則有助於病情的控制和改善。

有數據顯示，男性腰圍 ≥ 85 厘米，女性腰圍 ≥ 80 厘米時，糖尿病的患病率分別為腰圍正常者的 2~2.5 倍。腰圍標準是男性＜ 85 厘米，女性＜ 80 厘米。

BMI 即體重指數，BMI ＝ 體重（千克）÷ 身高的平方（米²），可衡量人的胖瘦程度以及健康狀況。

我國 BMI 指數與體形界定

BMI 指數	體形界定
＜ 18.5	體重過低
18.5~23.9	體重正常
24.0~27.9	超重
≥ 28	肥胖

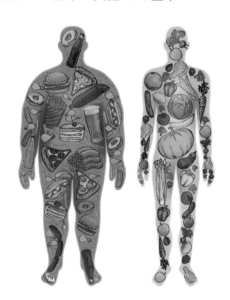

要避免發胖，就必須改變「發胖的飲食習慣」

飲食不是造成肥胖的唯一原因，但改變「發胖的飲食習慣」，對於防止肥胖事半功倍。少進食熱量高的食物，如肥肉、油炸食品、奶油、蛋糕、可樂等；保證蛋白質尤其是優質蛋白質攝入量，選擇豆製品及低脂肪的瘦肉、魚肉、禽肉等；攝入足量膳食纖維，如蔬菜、水果、粗糧、豆類及海藻等；一日三餐定時定量，控制進食速度，控制食欲，防止飲食過量；晚餐要少吃，不吃夜宵，防止熱量不能完全消耗導致發胖；飲食要清淡，少吃零食，烹調時少吃動物油、控制用油量，每日用油 30 克以下。

脂肪過量會引起肥胖，容易被高血壓、糖尿病盯上

脂肪對於人體不僅重要，而是離開它就活不了。脂肪，吃少了不行，吃多了也不行，吃得不對還不行。肥胖、高血壓、血脂異常、糖尿病、動脈硬化這些病很大一部分原因都是因為脂肪太多引起的。

脂肪在人體中的作用

構成身體細胞的重要成分。

保護身體、儲存熱量。

促進脂溶性維他命（如維他命 A、維他命 D、維他命 E、維他命 K）等的吸收。

脂肪推薦攝入量

佔每日總熱量的 20%~30%。

▶ 脂肪攝取過多導致的疾病

糖尿病

脂肪攝入量超過人體正常所需，會引起血糖升高，繼而引起糖尿病和各種代謝性疾病

肥胖

過量的脂肪會引起肥胖

高血壓、動脈硬化等心血管疾病

脂肪過多，導致血液中的膽固醇含量提高，容易造成血管壁變脆、血流減慢、血管壓力變大，進而導致高血壓、動脈硬化、心臟病等心血管疾病

血脂異常

血液中脂肪和膽固醇的含量過高會導致血脂異常

影響代謝功能

脂肪攝入過多會妨礙身體對其他營養的吸收，也會影響體內的代謝功能、內分泌功能等

甚麼是好脂肪，甚麼是壞脂肪

「好脂肪」是指富含不飽和脂肪酸（包括單不飽和脂肪酸和多不飽和脂肪酸）的脂肪，有助於調節血脂，比如魚肉、去皮禽肉、豬瘦肉等所含的脂肪。

「壞脂肪」是指飽和脂肪酸，主要存在於肥肉、動物油、雞皮、鴨皮等中，過多攝入會導致動脈硬化等心血管疾病及癌症、肥胖等。

壞脂肪食物
飽和脂肪酸和反式脂肪酸為主
畜肉：豬肉、牛肉、羊肉等
甜點：蛋糕、曲奇餅乾等
動物油、牛油及雞皮、鴨皮等

➤ 要少吃甚至不吃 ➤

①食用油以植物油代替牛油、豬油等
②肉類多用白肉替換紅肉
③乳製品多用低脂奶代替全脂奶
④零食多用天然食物代替加工食品

好脂肪食物
不飽和脂肪酸為主
禽肉：去皮雞、去皮鴨等
魚類：帶魚、鯽魚、草魚等
植物油：橄欖油、粟米油等

➤ 在控制總熱量的前提下，可以不用刻意回避

在外進餐時不讓脂肪值升高的點菜方法

1. 在外面應酬時，要儘量選擇午餐，不要選擇晚餐。

2. 點菜時選擇菜色多樣化的餐點是重點，這樣才能保證營養均衡。主菜魚類優於肉類，豆腐、蔬菜和海藻可增加比重，這樣能夠有效地控制脂肪的上升。

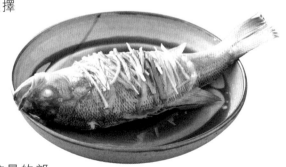

3. 應注意去掉食物中高脂肪量的部分，比如在吃油炸食品時，要將吸收了大量油脂的面衣去除。

4. 儘量不要飲用白酒，並且在下酒菜的選擇上，要避免選擇香腸等加工食品及油炸、醃製食品，可選擇魚、豆製品、蔬菜、海藻等。

骨骼健康，與鈣、維他命 D 息息相關

鈣與骨骼狀況密切相關

人體 99% 的鈣存在於骨骼和牙齒中，直接關係骨骼和牙齒的健康，人體一旦缺鈣，就會導致骨密度變低，出現骨質疏鬆、骨折等疾病。鈣不僅僅構建了骨骼，人體幾乎所有的生命活動都離不開鈣的支持，心臟的跳動、肌肉的收縮、消化的進行、激素的分泌甚至大腦的活動，都需要它的參與。

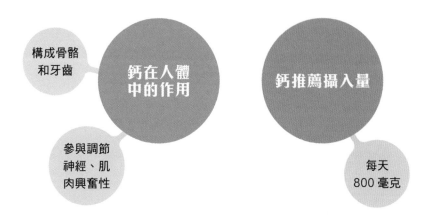

構成骨骼和牙齒

鈣在人體中的作用

參與調節神經、肌肉興奮性

鈣推薦攝入量

每天 800 毫克

鈣和維他命 D 一定要同補

維他命 D 是一種脂溶性維他命。維他命 D 可以全面調節鈣代謝，增加鈣在小腸的吸收，維持血中鈣和磷的正常濃度，促使骨和軟骨正常鈣化。

奶及奶製品補鈣效果好

除了有乳糖不耐受症狀的人之外，最好每天喝奶，因為奶中的鈣含量較高，而且容易被人體吸收。此外，還可以多吃一些奶製品，比如酸奶、奶粉、芝士等。

乳糖不耐受的人，可以用酸奶代替牛奶補鈣，酸奶最好選擇無糖的原味酸奶，以避免添加糖攝入過多。

豆製品、綠葉菜也有豐富的鈣

除了奶及奶製品，海產品、豆製品、綠葉菜也是膳食補鈣的重要來源。綠葉菜的鈣含量多在 50~180 毫克 / 100 克，如小棠菜、小白菜、西芹等本身含鈣，還含有大量的鉀、鎂，可減少鈣的流失。但要注意，有的綠葉菜含較多草酸，可以焯水後烹調食用，以免影響鈣吸收。綠葉菜中的維他命 K 是骨鈣素的形成要素。此外，堅果含有鐵、磷、鎂、硒等礦物質，能增加骨密度，對補鈣和健骨有事半功倍的效果。

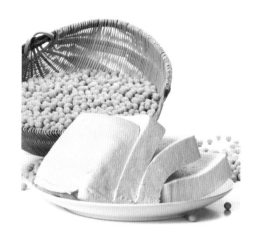

蝦皮補鈣要注意甚麼

蝦皮含鈣量很高，每 100 克中含近 1000 毫克鈣，吃 25 克蝦皮可以獲得約 250 毫克鈣。但是蝦皮太鹹，無意間容易攝入過多的鹽，吃之前可以用溫水泡 2 小時以上，再多次清洗後加入醋食用，以減少鹽的攝入，加醋有利於鈣的溶出。

別再迷信骨頭湯補鈣

骨頭湯其實不能補鈣，骨頭裏面的鈣不會輕易溶解出來。實驗證明，在高壓鍋蒸煮 2 小時之後，骨髓裏面的脂肪紛紛浮出水面，但湯裏面的鈣仍是微乎其微。因此單純靠喝骨頭湯絕對達不到補鈣的目的。經檢測證明：骨頭湯裏的鈣含量極低，更缺少具有促進鈣吸收的維他命 D。如果非要用骨頭湯補鈣那就加點醋，多多少少會溶出那麼一點量很少，但用骨頭湯補鈣不值得推薦。

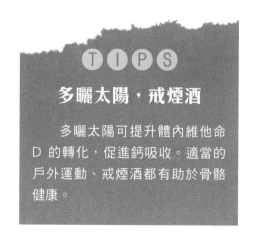

TIPS

多曬太陽，戒煙酒

多曬太陽可提升體內維他命 D 的轉化，促進鈣吸收。適當的戶外運動、戒煙酒都有助於骨骼健康。

第三章 三減三健，吃出健康

鈣的益友與損友

補鈣是一個大工程，一個人從小到大都需要鈣的支撐，任何年齡段都要重視鈣的適量攝取。但是在補鈣過程中要注意，吸收率才是王道，鈣不是補得越多越好，而是吸收得越多越好。有時候雖然你吃了很多高鈣食物，但若遇到了鈣的敵人，會被攔截，產生浪費，無法實現預期的效果，這個時候我們需要聰明避讓。同樣的，如果能在補鈣的同時增加那些能夠幫助鈣吸收的物質，往往事半功倍。

蘑菇、海產品、
動物肝臟、雞蛋

 維他命 D
促進鈣在骨骼的沉着，促進鈣的吸收

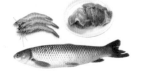

瘦肉、魚、蝦、雞蛋

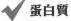 **蛋白質**
使鈣能更好地被人體吸收

杏仁、花生、
紫菜、全麥製品

 鎂
使鈣均衡地分配到骨骼中去

香蕉、橙子、
馬鈴薯、小米、綠豆

 鉀
防止鈣流失，使骨骼更硬朗

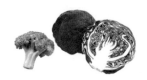

西蘭花、紫椰菜

 維他命 K
促進鈣沉積到骨骼中，提高補鈣效果

鹹菜、醬菜、腐乳、酸菜等

 鈉
鹽的攝入越多，尿中排出鈣的量就越多

可樂等甜飲料、加工肉製品

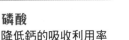 **磷酸**
降低鈣的吸收利用率

肥肉、牛油

 飽和脂肪
影響鈣的吸收

咖啡、巧克力、濃茶

 咖啡因
加速鈣質的流失

第四章

吃養五臟，慢性病不侵

紅色苦味食物養心，
侍候好人體的君王

紅色食物讓你的心越來越年輕

在中醫學裏，食物除分寒熱外，還將其分為五味「甜、酸、苦、辣、鹹」及五色「黃、青、紅、白、黑」，並和五臟相對應。味甜和色黃養脾，味酸和色青養肝，味苦和色紅養心，味辣和色白養肺，味鹹和色黑養腎。

心為君主之官，五行屬火，比較偏好味苦或色紅的食物。

▶ 要養心，紅色食物最適合

從陰陽五行來說，心主血，血是運行於脈中而循環流注全身、富有滋養作用的紅色液體，是構成人體和維持生命活動的基本物質。紅為火，入心，補氣血，大多紅色食物具有益氣補血的功效。所以，要養心，紅色食物最適合。

> ## TIPS
> ## 苦味食物可調降心火，
> ## 防止咳喘
>
> 大多苦味食物性寒、味苦，有清熱瀉火、止咳平喘、瀉下等作用，能夠燥濕堅陰，平衡陰陽，具有除邪熱、去污濁、清心明目、益氣提神等功效，而味苦的食物最擅長的就是調降心火。

▶ 最佳養心紅色食物

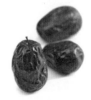

紅棗
補益心血，提高免疫力

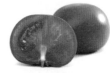

番茄
其中的茄紅素對心血管系統具有保護作用

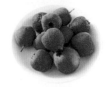

山楂
增強心肌收縮力，預防心絞痛

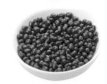

紅豆
補心血，養心神

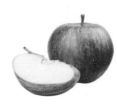

蘋果
富含維他命C，是心血管的保護神、心臟病患者的健康元素

苦味食物可調降心火，防止咳喘

　　大多苦味食物性寒、味苦，有清熱瀉火、止咳平喘、瀉下等作用，能夠燥濕堅陰，平衡陰陽，具有除邪熱、去污濁、清心明目、益氣提神等功效，而味苦的食物最擅長的就是調降心火。

▶ 最佳養心苦味食物

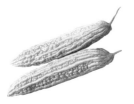

苦瓜
清心明目，清熱
解毒

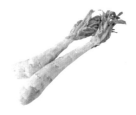

萵筍
清熱護心，減少
心臟壓力

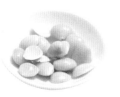

苦杏仁
打通血管，防止
血小板凝結，降
低心臟病風險

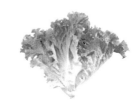

生菜
清熱，安心神，
促進睡眠

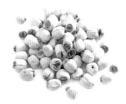

蓮子
養心補脾，補腎
固澀

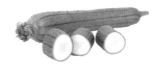

絲瓜
降心火，養心臟

▶ 夏季更適合吃苦味食物

　　苦味食物一年四季都可以適當吃些，可入心經而降泄心火，心火去而神自安，對延年益壽有益處。在夏季更應該多吃些苦味食物，因為夏季心火當令，人容易火氣過旺，再加上有些人貪涼飲冷，脾胃會失和。因此在燥熱時吃些苦味食物，不僅可以緩解由疲勞和煩悶帶來的不良情緒，恢復體力，還能去暑除熱，達到清心安神、健脾益胃的功效。

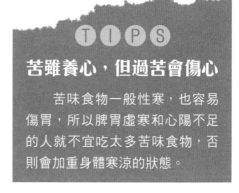

TIPS

苦雖養心，但過苦會傷心

　　苦味食物一般性寒，也容易傷胃，所以脾胃虛寒和心陽不足的人就不宜吃太多苦味食物，否則會加重身體寒涼的狀態。

第四章　吃養五臟，慢性病不侵 ●

飲食太油膩，心血管疾病發生概率大

世界衛生組織已將心血管疾病列為「世界公共衛生的頭號敵人」。心血管之所以對我們這樣重要，是因為血管的功能是負責輸送營養物質，運回各器官的代謝廢物。如果血管受損，血液過於黏稠，流速變慢，很容易形成血栓，造成動脈粥樣硬化；如果血栓發生在心臟，則會引起心絞痛、心肌梗塞等心血管急症，危害生命健康。

▶ 平時做菜放油過多，總吃大魚大肉，有甚麼害處

飲食太過油膩會導致血管內皮受損，而血管一旦受損就不易修復。我們平時做菜放油過多，總喜歡吃大魚大肉，又不愛活動，都會導致體內廢物過度堆積，血液黏稠度升高，血膽固醇升高，於是就成了血脂異常。過多脂質在血管上堆積，血液的通路變窄，就會出現心血管問題。因此，飲食要清淡，炒菜時要少放油，現在建議每天每人 25 ～ 30 克油。

▶ 溫開水有效化解油膩食物

早晚各喝一杯溫開水，有利於排泄代謝廢物，有效緩解血液黏稠，避免心血管疾病急性發作。

▶ 經常吃些降脂清腸的食物

時常吃些降脂清腸的食物，不但能夠排除油膩，更能保護心血管，防止「三高」。

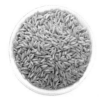

燕麥
含有豐富的膳食纖維，可以降低膽固醇和血脂

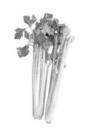

西芹
西芹中含有較多膳食纖維，可以降血壓、調節血脂、降血糖

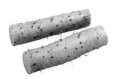

淮山
淮山中的黏液蛋白可預防心血管系統的脂肪沉積，保持血管彈性，防止動脈硬化

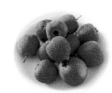

山楂
山楂中所含的果膠是可溶性膳食纖維，有降低膽固醇、預防動脈粥樣硬化的作用

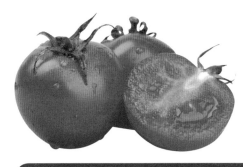

番茄

降低心血管疾病危險性

性味歸經 ▶ 性涼，味甘、酸；歸胃、肝經
推薦用量 ▶ 每天 100 克

| 熱量 ▶ 20 千卡 | 蛋白質 ▶ 0.9 克 | 脂肪 ▶ 0.2 克 | 碳水化合物 ▶ 4.0 克 |

每 100 克可食部含量

為甚麼適宜吃

養心原理：護心排毒

中醫認為，紅色食物可養心。番茄可健脾養胃、清熱護心，夏季經常上火、容易中暑的人可以多吃一些。

對心血管疾病的好處：防止血中低密度脂蛋白氧化

番茄中含有豐富的茄紅素，能防止血中低密度脂蛋白氧化，從而減少動脈粥樣硬化和冠心病的患病危險。

食用宜忌

✓ 番茄所含的茄紅素在加熱時更易被人體吸收利用，因此要想最大限度吸收茄紅素，應將番茄炒煮；番茄中的維他命 C 則不耐熱，要想最大限度攝取則應生吃。

✗ 番茄含有大量可溶性收斂劑等成分，與胃酸發生反應，易凝聚成不溶解的塊狀物，空腹食用易引起胃腸脹滿、疼痛等不適症狀。

搭配宜忌

✓ 雞蛋＋番茄＝保護心臟健康
✓ 蝦仁＋番茄＝防止動脈硬化
✗ 豬肝＋番茄＝破壞營養

人群宜忌

✓ 心臟病、高血壓、腎病、肝炎患者宜食用。

✗ 脾胃虛寒者不宜多食。

養心食譜推薦

番茄炒雞蛋 〔養陰補血，養心安神〕

材料 雞蛋 3 個，番茄 200 克。

調料 葱花、白糖各 5 克，鹽 4 克。

做法

❶ 番茄洗淨，切塊；雞蛋磕入碗中，加少許鹽打散；鍋內加油燒熱，倒入蛋液炒熟成碎塊。

❷ 鍋留底油燒熱，熗香葱花，倒番茄塊、白糖和鹽翻炒，倒雞蛋碎塊翻炒即可。

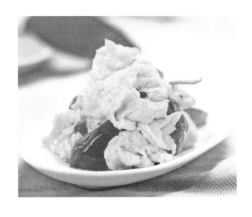

第四章 吃養五臟，慢性病不侵 ●

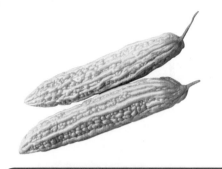

苦瓜

清暑熱，消心火

性味歸經 ▶ 性寒，味苦；歸胃、心、肝經

推薦用量 ▶ 每天 100 克

熱量 ▶ 19 千卡　蛋白質 ▶ 1.0 克　脂肪 ▶ 0.1 克　碳水化合物 ▶ 3.5 克

每 100 克可食部含量

為甚麼適宜吃

養心原理：清理心火，緩解心煩

苦瓜性寒，味苦，中醫認為苦味食物可養心。當人心火旺盛時，往往會出現心煩、口渴、舌尖長瘡或小便發黃等症狀。吃苦瓜可以祛除心火。

對心血管疾病的好處：防止動脈粥樣硬化

苦瓜的維他命 C 含量很高，具有防止動脈粥樣硬化、提高機體應激能力、保護心臟等作用。

食用宜忌

✔ 很多人不喜歡苦瓜太濃的苦味，可先將切好的瓜片放入開水鍋中焯一下，再做菜。

✘ 苦瓜有一定降低體內血糖的作用，人在空腹狀態下血糖水平較低，這時吃苦瓜會使血糖更低，可能會導致低血糖。

搭配宜忌

✔ 蜂蜜＋苦瓜＝清熱，敗火

✔ 茄子＋苦瓜＝清心明目

✘ 沙丁魚＋苦瓜＝容易引起過敏

人群宜忌

✔ 高血壓、糖尿病、高脂血症、肥胖患者宜食。

✘ 脾胃虛寒、體質虛弱者忌食。

養心食譜推薦

涼拌苦瓜　`清心去火，解暑熱`

材料　苦瓜 300 克，乾辣椒段適量。

調料　鹽 4 克，蒜末、醋各 5 克。

做法

❶ 苦瓜洗淨，切開，去瓤，切成片，焯熟後撈出過涼，控淨水。

❷ 將苦瓜片和蒜蓉、鹽、醋、乾辣椒段拌勻即可。

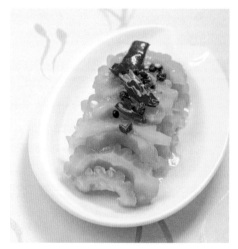

油條、炸雞：
增加患心臟病的風險

　　食物經過高溫油炸後會產生一種「糖基化終末產物」的化學有害物質，這種物質會附着於血管壁上，導致血管的擴張功能降低，從而增加人們患心臟疾病的風險，因此油炸食品不可以多吃。

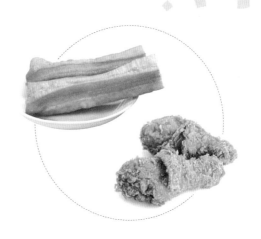

餅乾、巧克力：
易致肥胖，影響心臟健康

　　甜食很容易導致血管緊張度增加，並且使身體胰島素分泌改變，從而使得高血壓出現，並且甜食還容易轉化成為脂肪在身體中儲存，導致肥胖出現，而人一旦肥胖並且伴隨有高血壓，心臟健康就會受到影響。

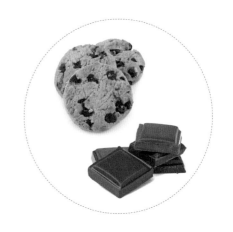

鹹菜、鹹鴨蛋：
高鹽飲食加重心臟負擔

　　中醫認為，過多的鹹味食物會引起腎氣偏盛，就會克伐心臟（水克火）。由於心主血，鹹味的東西吃多了就會影響氣血的生發和運行，使血脈凝滯，臉色變黑。同時，還常出現心悸氣短、胸痛等症狀。

　　營養學認為，鹹食中含有大量的鹽分，人如果長期保持高鹽飲食，很容易被高血壓盯上。人一旦患了高血壓，心血管疾病就容易找上門，因此高鹽食物是「傷心」食品。

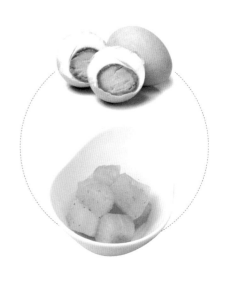

肝為人體大將軍，最喜歡青色酸味食物

青色食物給你好心情，肝病不困擾

肝主青色，在五色食物中，青（綠）色食物最養肝。青色食物往往含有大量膳食纖維，它能促使腸胃的蠕動，幫助排泄體內代謝產物，從而減輕肝的負擔。

▶ 肝臟喜歡青綠色食物

青色食物以入肝經為主，在體內常扮演「清道夫」和「守護神」的角色，有清熱解毒、疏肝強肝的作用，同時還能減輕和消除各種毒素對人體健康的損害，增強機體免疫力，消除疲勞。

▶ 綠色食物是人體的「排毒劑」

綠色食物是人體的「排毒劑」，多吃綠色食物有舒肝強肝的功效，可以起到調節脾胃消化吸收的作用。綠色食物所富含的多種維他命和礦物質，能夠幫助體內毒素排出，可以更好地保護肝臟；此外，這些維他命和礦物質還具有明目的功效，對於眼乾、眼痛、視力減退等症狀，有很好的食療功效。

▶ 綠葉蔬菜是鈣元素的最佳來源之一

綠葉蔬菜具有補鈣的功效，可與牛奶中的鈣含量媲美。綠葉菜是一種深色蔬菜，富含鉀、鎂、鈣等礦物質。100 克牛奶鈣含量 104 毫克，同樣重量的 100 克綠葉菜中，鈣含量超過 100 毫克的有小棠菜、菠菜、西芹等。

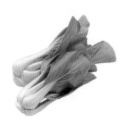

小棠菜
行滯活血、消腫解毒

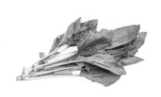

菠菜
滋陰平肝、幫助消化

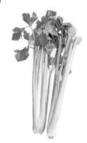

西芹
平肝清熱、除煩消腫

酸味入肝，可增強肝臟功能

中醫認為，酸味入肝，適當吃酸味食物可促進食欲，有健脾開胃的功效，並可以增強肝臟功能，提高鈣、磷元素的吸收。

▶ 酸味能收斂固澀，增強肝功能

「酸」味能收斂固澀，幫助消化，改善腹瀉。酸味食品還可促進血液循環，調節新陳代謝，防止動脈硬化、高血壓等的發生。

▶ 日常飲食，適當吃些酸味食品

日常飲食生活中，可以適當吃一些酸味食品，如山楂、橘子、葡萄等。在進餐或做某些菜肴時，根據需要和習慣適當加點醋也能起到護肝作用。

▶ 酸味食物並非四季都適合吃

酸味食物並非一年四季都適合吃。春季肝氣旺盛，由於酸味食品會使肝氣過盛而使脾胃受損，所以要少吃。而秋天萬物收斂，應該「減辛增酸，以養肝氣」，增加酸味的攝入來順應秋季的斂納之氣。

▶ 4 種常見的酸味食物

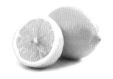 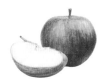

檸檬
富含檸檬酸和維他命 C，可防止和消除皮膚色素沉着，使肌膚白皙柔嫩

酸奶
含有大量乳酸和活性乳酸菌，幫助人體消化吸收

蘋果
富含果膠，幫助腸道蠕動，加快肝臟排毒

醋
促進皮膚血液循環，減輕皮膚黯沉

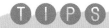

TIPS
甚麼情況下不宜吃酸味食物

如果咳嗽有痰，或有排尿不暢等問題，就不宜食用酸味食物，因為酸味有「收斂」「凝滯」作用，不利於病邪的排出。此外，醋等酸味食物可降低食物的血糖生成指數，有消化性潰瘍、胃酸過多的患者，也不適宜吃酸味食物。

▼ 第四章 吃養五臟，慢性病不侵 ●

飲酒貪杯，加強肝臟老化

酒是一把雙刃劍，適量飲用可促進血液循環；過量飲用，則會傷肝傷身體。

▶ 酒傷肝之體

酒是行陽氣的。肝主疏泄，是主陽氣升發的臟器。中醫認為，肝體陰而用陽，就肝的本質來說已經容易陽亢陰虛，再加上酒的升散，陽氣更亢、陰更傷，因此酒傷的是肝之體。正緣於此，酗酒的人大都有脾氣暴躁、頭痛、面紅耳赤、血壓高等症狀。

▶ 飲酒越少越好，尤其不要喝烈酒

時常喝酒的人，會心跳加快、血壓升高，一旦腦血管破裂就會出現「出血性中風」。另外，長期飲酒還可能使血脂水平升高、動脈硬化，引起脂肪肝甚至肝硬化或增加心、腦血管疾病的危險。所以，飲酒還是越少越好，最好是不喝酒，特別是不要喝烈性酒。

▶ 飲酒前要牢記

許多人會說，中國人無酒不成席，酒桌上喝酒是必須的。那麼，喝酒就要注意下面的事項：

❶ 喝酒時，要儘可能喝熱酒，不管是白酒、黃酒，加溫後飲用不僅芳香可口，還可揮發掉一些沸點低的醛類等有害物質，減少有害成分，葡萄酒熱飲還能治感冒。

❷ 不要多種酒混合着喝，因為各種酒成分、含量不同，互相混雜會起變化，使人喝後感到不適，甚至頭痛、易醉。

❸ 飲酒時，可以多吃一些綠葉蔬菜來保護肝臟；多喝白開水，以利於酒精儘快隨尿排出體外。

❹ 最後還要特別提醒一點：對於有肝病的朋友，一定要戒酒。

TIPS

常用的簡單解酒妙招

香蕉解酒法：飲酒過量者，吃香蕉 3 ～ 5 根，可清熱涼血、潤肺解酒。

綠豆解酒法：將綠豆搗碎，沖入沸水，然後放進冰箱涼後飲用，解酒效果明顯。

白菜解酒法：將大白菜葉洗淨，切塊，放入鍋內加水煮熟，加薑末、食醋，趁熱服用，可健胃、解酒。

葛花解酒法：葛花 10 克，水煎服，解酒效果甚佳。

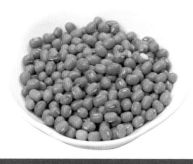

綠豆

清熱解毒，去肝火

性味歸經 ▶ 性寒，味甘；歸心、胃經
推薦用量 ▶ 每天 50～100 克

熱量 ▶ 316 千卡　蛋白質 ▶ 21.6 克　脂肪 ▶ 0.8 克　碳水化合物 ▶ 55.6 克

每 100 克可食部含量

為甚麼適宜吃

養肝原理：袪除肝火

根據中醫「五豆補五臟」的說法，綠豆屬青色食物，入肝臟，可以養肝護肝。此外，綠豆有清熱解毒的作用，能有效去除肝火。

對肝病的好處：抵抗乙肝病毒

綠豆中的黃酮類化合物對細菌、病毒有一定的抵制作用，可調理乙肝，綠豆又能防止肥胖，可間接阻斷脂肪肝的發生。

食用宜忌

✔ 夏季可以經常煮點綠豆湯飲用，有解暑止咳的作用，還能去肝火。

✘ 綠豆有解藥性的作用，服藥期間不宜食用綠豆，以免影響藥效的發揮。

搭配宜忌

✔ 大米 + 綠豆 = 清熱解毒，去肝火

✔ 冰糖 + 綠豆 = 清熱降火，養肝

人群宜忌

✔ 肝火過旺者，高血壓患者，體質偏熱者

✘ 腸胃虛弱、虛寒者

養肝食譜推薦

綠豆大米粥 促進肝臟排毒

材料　大米 50 克，綠豆、薏米各 30 克。

做法

❶ 綠豆、薏米分別洗淨，浸泡 4 小時；大米淘洗乾淨，用水浸泡 30 分鐘。

❷ 鍋置火上，倒入適量清水大火燒開，加綠豆和薏米煮沸，轉小火煮至六成熟時，放入大米，大火煮沸後轉小火繼續熬煮至米爛粥稠即可。

營養特色

綠豆具有清暑生津、養肝解毒的功效；薏米具有清熱排膿、排毒養顏、健脾去濕等功效。二者和大米一起煮粥食用，具有清暑熱、排肝毒的作用。

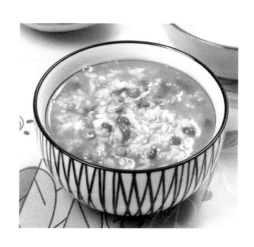

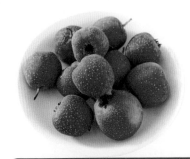

山楂

養肝祛脂

性味歸經 ▶ 性微溫，味酸、甘；歸脾、胃、肝經
推薦用量 ▶ 每天 20 克

熱量 ▶ 102 千卡	蛋白質 ▶ 0.5 克	脂肪 ▶ 0.6 克	碳水化合物 ▶ 25.1 克

每 100 克可食部含量

為甚麼適宜吃

養肝原理：開胃養肝，活血化瘀

根據中醫「五味養五臟」的原理，酸味入肝，山楂味酸，是養肝的佳果。山楂有養肝開胃的功效，有利於食物的消化吸收，還有活血化瘀的功效，有助於解除局部瘀血狀態。

對肝病的好處：促進脂類食物消化，預防脂肪肝

山楂味酸，有養肝開胃的功效，有利於食物的消化吸收，有助於脂肪類食物的消化，促進脂肪代謝，對脂肪肝有很好的調理功效。

食用宜忌

✓ 在燉肉時放幾顆山楂既解油膩又能增加營養，還能促進肉食的消化，減少脂肪堆積。

✗ 生山楂中所含的鞣酸與胃酸結合容易形成胃石，很難消化掉。因此，應儘量少吃生的山楂。

搭配宜忌

✓ 豆腐 + 山楂 = 分解體內脂肪，減輕肝臟負擔

✗ 豬肝 + 山楂 = 降低營養價值

人群宜忌

✓ 消化不良者以及心血管疾病、癌症、腸炎患者

✗ 孕婦、兒童、胃酸分泌過多者

最佳養肝食譜推薦

山楂燒豆腐 分解體內多餘脂肪

材料 鮮山楂 50 克，豆腐 200 克。

調料 葱花 8 克，薑末 5 克，鹽 3 克，植物油 20 克。

做法

❶ 將山楂用清水浸泡 5 分鐘，洗淨、去蒂、除籽；把豆腐洗淨，切小塊。

❷ 鍋置火上，倒油燒至七成熱，炒香葱花、薑末，放入豆腐塊翻炒均勻，加少量清水大火燒開，轉小火燒 5 分鐘，下山楂略炒，加鹽調味即可。

營養特色

山楂中的脂肪酶可以促進體內多餘脂肪的分解，有效減輕肝臟負擔。

即食麵、香腸、罐頭：
增加肝臟毒素堆積

　　這些食物都可能加有防腐劑與食品色素等，經常食用會增加肝臟負擔，增加體內毒素，影響肝臟健康。

油條、炸冬甩、炸雞：
增加肝臟負擔

　　油炸食物中油脂含量高，長期食用容易使膽固醇水平升高，導致脂肪肝等肝臟疾病，原本就患有肝臟疾病的會加劇症狀。

　　油炸食物中的脂肪要經肝臟分解，但是其所含的脂肪部分為反式脂肪酸，會增加肝臟負擔。

　　食品經高溫油炸後容易產生過氧化物，有強致癌活性，會損害肝臟健康。

隔夜菜：
容易誘發肝癌

　　蔬菜類，尤其是綠葉類蔬菜中含有較多的硝酸鹽，做熟後如果放置時間太長，超過 12 小時，那麼在細菌的分解下，硝酸鹽就會變成致癌物質亞硝酸鹽；因此，隔夜菜最好不要食用，以免誘發肝癌。

葵花子：
導致肝臟脂肪過多

　　瓜子中脂肪含量高，肝病患者食用過多會增加肝臟負擔，加重病情。而多味瓜子是瓜子加香料、食鹽、糖精製成的，人體攝入過多香料會引起肝臟病變。

臘肉：
增加肝癌風險

　　為便於長期保存，臘肉含鹽量非常高，而高鹽食物會對腎臟、肝臟造成較大負擔；臘肉中亞硝酸鹽含量高，有致癌風險，膽固醇含量也很高，對身體不利。

糖果、蛋糕、巧克力：
容易引發脂肪肝

　　高糖食物中主要含有單糖和雙糖，進入人體後極易轉化成脂肪，導致肥胖、高脂血症以及脂肪肝等。肝臟需要碳水化合物，但是應以米、麵等富含澱粉的食物為主要來源。

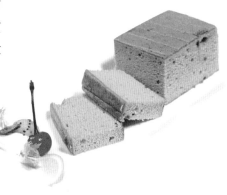

黃色甜味食物健脾，培固好人體的倉庫

常吃黃色食物，脾更有活力

五行中黃色為土，五臟中脾胃為土，根據中醫理論，黃色與脾土對應，黃色食物攝入體內後，能夠起到補脾、健脾的作用。

▶ 出現了哪些情況，證明自己脾虛了

不少人都有這種經歷：早晨起床發現水腫嚴重，大大的眼袋很長時間才能消退。中醫認為，這是脾虛的表現。脾虛容易出現水腫體質，導致眼袋問題嚴重。脾虛分為脾氣虛和脾陽虛。脾氣虛者，腹脹食少、小便不利、面色萎黃、形體消瘦，或浮腫肥胖；脾陽虛者，四肢冰涼、小便短小、舌苔白滑。出現這些情況，就要多吃一些補脾健脾的黃色食物。黃色食物大多有抗氧化功能，可以延緩皮膚衰老。

▶ 人體的消化吸收，離不開黃色食物

黃色食物中的維他命 A、維他命 D、B 族維他命、胡蘿蔔素的含量十分豐富。人體的消化吸收、新陳代謝，大多離不開維他命的輔助和促進作用，可以起到保護胃腸黏膜，預防胃炎、胃潰瘍等疾病的發生。

▶ 健脾益胃又能夠變漂亮的黃色食物有哪些

黃色食物能夠促進血清素的分泌，從而產生快樂的情緒。人體的五臟六腑都依靠脾胃的滋養，是能量的主要來源。

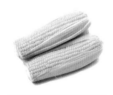

粟米
維他命含量很高，而且豐富的鉀對降血壓很有幫助

南瓜
南瓜有很好的健胃消食功效

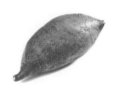

番薯
補脾胃、益氣力、寬腸胃。適宜於脾胃虛弱、形瘦乏力

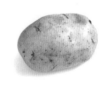

馬鈴薯
補氣、健脾，適宜於脾虛體弱、食欲不振、消化不良

甘味入脾，吃點甜食脾安康

中醫認為，脾主甘味，脾氣虛、脾經弱時，適當多吃點甘味食物，有補益脾胃的功效。

▶ 甘屬土味，與脾相配

中醫所說的甘味食物，不僅指食物的口感有點甜，更重要的是它具有補益脾胃的作用。甘屬土味，與脾相配。在人體臟腑中，脾的作用主要是運化水穀精微，即人體在攝入飲食後，會通過胃的腐熟，變化成水穀精微，再由脾將水穀精微輸布到全身。

在水穀精微中，脾最喜歡甘味。因為甘味食物具有滋養、補脾、潤燥作用，可以幫助脾運化物質。比如紅棗糯米粥可以健脾胃、補氣血、利水濕；淮山冰糖飲能夠潤肺補脾、益腎固腸。

▶ 補脾的甘味食物

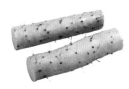

淮山
補脾養胃，常用於脾虛食少、久瀉不止

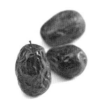

紅棗
補中益氣、安中養脾、養血安神

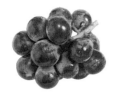

葡萄
補氣血、舒筋活血、暖胃健脾

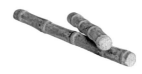

甘蔗
生津止渴、清濕熱、止嘔吐

▶ 吃太多甘味食物會傷脾

適當吃甘味食物可養脾，但是過食則會傷脾。甘味食物吃太多，最容易出現的問題就是「脾癉」。甚麼是「脾癉」？「癉」在這裏有「熱」的意思，脾癉即脾熱，也就是吃多了甘美食物，容易使脾氣壅滯，使脾氣日久鬱而化熱。這種脾熱，最早是灼傷胃陰出現「三多一少（多食、多飲、多尿、體重減輕）」的症狀。

饑飽無常，脾胃受損的導火索

《素問‧痹論》認為：「飲食自倍，腸胃乃傷。」其含義是：吃得太多就會損傷我們的腸胃。明代醫著《醫學正傳》一書在「胃脘痛」一節有這樣的論述：「致病之由，多由縱恣口腹，喜好辛酸，恣飲熱酒，複餐寒涼生冷，朝傷暮損，日積月深……故胃脘疼痛。」可以看出，飲食無節制，時饑時飽，過饑過飽，都是胃痛發生的重要原因。

▶ 脾胃有三怕

中醫講，脾胃有三怕：一怕生，二怕冷，三怕撐。生冷的食物，如各種冷飲、雪糕，生的蔬菜水果等，會帶着寒氣進入身體，最容易使脾胃受傷。此外，脾胃還最怕撐，平時你如果經常饑一頓、飽一頓，脾胃就受不了。

▶ 日常飲食有「三忌」

一忌飲食不規律。「吃飯沒點、廢寢忘食」是很多現代人的生活習慣，然而饑一頓飽一頓，會逐漸侵蝕胃健康。胃是一個嚴格遵守「時間表」的器官，胃液分泌在一天中存在生理性的高峰和低谷，便於及時消化食物。胃酸和胃蛋白酶若沒有食物中和，就會將胃黏膜消化掉，對胃黏膜造成損害。

二忌晚餐吃太飽。夜晚「胡吃海喝」，睡前來點夜宵，健康的消化系統會在這種飲食習慣中受損傷。晚飯吃太飽或臨睡前吃夜宵，不但會影響睡眠、導致肥胖，還會迫使胃腸道處在超負荷的「緊張狀態」中；胃液分泌過量會腐蝕胃黏膜，時日一長，就會導致潰瘍。

三忌狼吞虎嚥。食物進入胃後，需要經過儲納、研磨、消化等系列過程，才能到達腸道。如果狼吞虎嚥、咀嚼不細，粗糙的食物就會直接磨損胃黏膜，增加脾胃負擔，使食物在胃內停留時間延長，從而造成胃部肌肉疲勞、胃動力下降。

▶ 每頓飯吃七八分飽是最佳狀態

中醫養生學很重視養生的尺度，養生追求的是一種「適中」，超過一定限度的東西，無論是外界的還是自身的都會出問題。所以，飲食要講科學，食不可求飽，也不可過饑。

那究竟吃到甚麼程度才算正好呢？每頓飯吃七八分飽是最舒服的。若偶爾吃得過飽，進餐半小時後，一定要做必要的體育活動，如散步、打太極拳等，都是不錯的選擇。

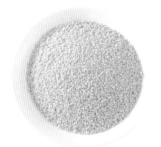

小米

健脾和胃的「糧藥」

性味歸經 ▶ 性涼，味甘、鹹；歸脾、胃、腎經
推薦用量 ▶ 每天 50 克

熱量 ▶ 361 千卡　蛋白質 ▶ 9.0 克　脂肪 ▶ 3.1 克　碳水化合物 ▶ 75.1 克

每 100 克可食部含量

為甚麼適宜吃

養脾原理：健脾益胃，消食

中醫認為，小米可健脾養胃，健胃消食，防止反胃、嘔吐，滋陰養血，補元氣，安神助眠。

對脾胃病的好處：防止消化不良

小米中含有豐富的維他命 B_1 和維他命 B_{12}，能防止消化不良，還具有防止反胃、嘔吐的功效。

食用宜忌

✔ 小米熬粥時，煮得稍微稠一些更有利於營養吸收。

✘ 淘洗小米時不要用手搓，也不要長時間浸泡或用熱水淘米，以避免水溶性維他命流失。

搭配宜忌

✔ 綠豆 + 小米 = 健脾開胃

✔ 南瓜 + 小米 = 補養脾胃，幫助消化

人群宜忌

✔ 失眠、體虛者以及脾胃虛弱、食不消化、反胃嘔吐者

✘ 氣滯者及小便清長者

養脾食譜推薦

銀耳南瓜小米粥 　補養脾胃

材料　南瓜 300 克，水發銀耳 50 克（乾重 5 克），小米 50 克。

做法

❶ 水發銀耳洗淨，撕成小朵；小米淘洗乾淨，浸泡；南瓜洗淨，切塊。

❷ 鍋內加適量清水，用大火燒開，倒入小米，煮沸，放入南瓜塊、水發銀耳，一同煮至米爛粥稠。

營養特色

南瓜可以補中益氣，且富含膳食纖維，可以潤腸通便，南瓜還可以保護胃黏膜，幫助消化；和小米一起食用，補養脾胃的功效更強。

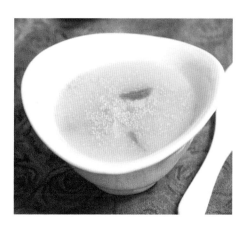

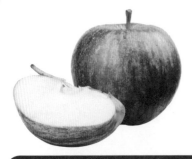

蘋果

健脾和胃的養生果

性味歸經 ▶ 性涼，味甘、微酸；歸脾、胃、肺經
推薦用量 ▶ 每天 150 克

熱量 ▶ 54 千卡	蛋白質 ▶ 0.2 克	脂肪 ▶ 0.2 克	碳水化合物 ▶ 13.5 克

每 100 克可食部含量

為甚麼適宜吃

養脾原理：養胃健脾，生津止渴

中醫認為，蘋果能生津止渴、潤肺除煩、健脾益胃、養心益氣、潤腸止瀉，是脾胃虛弱、胃陰不足而致的口渴煩躁、津傷口乾、慢性胃炎等患者的最佳食材。

對脾胃病的好處：止腹瀉

蘋果中所含的鞣酸、果酸等成分，具有很好的收斂作用，有止瀉效果；所含的果膠、纖維素有吸收細菌和毒素的作用，有利於養胃健脾。

食用宜忌

✓ 吃蘋果最好連皮一起吃，因為與蘋果肉相比，蘋果皮中黃酮類化合物含量較高，抗氧化活性也較強，不宜丟棄。

✗ 蘋果籽中含有微量的氰化物，有毒性，不要嚼碎和吞食。

搭配宜忌

✓ 青瓜 + 蘋果 = 健脾排毒

✗ 海鮮 + 蘋果 = 容易導致腹痛

人群宜忌

✓ 適宜慢性胃炎、消化不良、氣滯不通、便秘、慢性腹瀉、神經性腸炎、高血壓、高脂血症和肥胖症患者食用。

✗ 潰瘍性結腸炎患者不宜生食蘋果，因蘋果質地較硬，又含有膳食纖維和有機酸，不利於腸壁潰瘍面的癒合；平時有胃寒症狀者忌食蘋果。

最佳養脾食譜推薦

羊肉蘋果湯 溫補和胃

材料 羊肉 120 克，蘋果 150 克，豌豆 80 克。

調料 鹽 2 克，薑片、芫茜各適量。

做法

❶ 羊肉洗淨，切塊；蘋果洗淨，去皮、去核，切塊。

❷ 將羊肉、豌豆、薑片放入鍋內，加適量水大火煮沸，再放入蘋果塊，小火燉煮至熟，放鹽、芫茜調味即可。

營養特色

羊肉可溫補氣血，蘋果可健脾益胃，豌豆益脾和胃，此湯可預防慢性胃炎。

火腿、燻肉、烤羊：
增加罹患胃癌的風險

香腸等食物中往往會添加很多防腐劑以延長保質期，烤雞、烤鴨、烤羊等燻烤食物中容易有致癌物質，經常食用這類食物會增加患胃癌的風險。

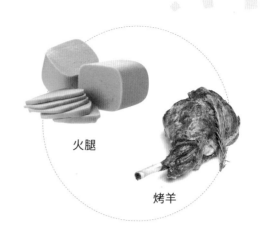

火腿

烤羊

烤雞翼、烤羊肉串：
增加有害菌，損傷胃黏膜

❶ 燒烤食物，尤其是炭火烤的、烤焦的食物，極易產生致癌物苯並芘，進入腸道會導致腸內有害代謝物質增多，污染腸內環境，增加有害菌的繁殖。

❷ 肉類等經過燒烤以後，性熱，再加上蘸食孜然、辣椒等熱性調味料，容易導致上火，還容易損傷胃黏膜。

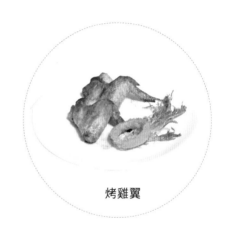

烤雞翼

生魚片：
易致腹瀉等腸胃疾病

生魚片裏面含有較多細菌，容易造成各種胃腸疾病，比如腹瀉、腸胃炎等，因此不宜吃生魚片，尤其是腸胃功能本來就不好的人。

冷飲：
刺激脾胃，使脾胃虛寒

冷飲屬生冷食物，脾胃虛弱的人食用可加重神疲乏力、食欲缺乏、小便清長等症狀。

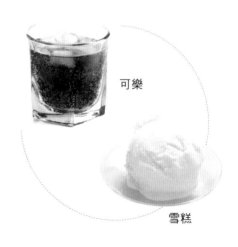

可樂

雪糕

白色辛味食物，屬肺的味道

白色食物讓你呼吸順暢、睡得香

在食物五色中，中醫認為白色的食物屬金，入肺和大腸，包括白色的米、麵等澱粉類主食；白色的蔬菜、堅果類等。這些食物都對肺有一定的作用。

▶ 五行中，白屬金，入肺

按照中醫「肺為水之上源」「肺與大腸相表裏」，以及五行中火能克金，金可耗火的理論，白色食物特別是白色的水果蔬菜，大多具有清熱、利水、通腸、排便、化痰等功效。

▶ 多吃白色食物，有養肺的功效

《黃帝內經》記載：「西方色白入肺，開竅於鼻，其味辛，病在皮毛……」也就是說，多吃白色食物，具有養肺的功效。

▶ 哪些人要多吃白色食物

容易感冒、肺與支氣管常有不適感、容易咳嗽的人們，或者平時腸胃脆弱但又容易胖的人以及膚色不佳的人，都可以多吃一些白色食物。

▶ 肺最愛的 4 種白色食物

雪梨
雪梨有潤肺、止咳、消痰、降火等功效

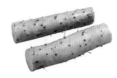
淮山
淮山具有滋陰養肺功效，可以調整代謝、潤膚、通腸

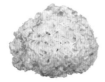
銀耳
銀耳具有生津潤肺、益氣活血、滋陰養胃、補腦強心的作用

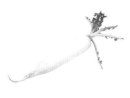
白蘿蔔
民間說「十月蘿蔔賽人參」。白蘿蔔能消食益肺順氣，有很好的潤肺止咳功效

辛味食物宣肺氣，防止虛寒咳喘

蔥、薑、蒜的味道即五味中的辛味。中醫認為辛味入肺，辛味食物可以養肺。

辛味入肺，可增強肺氣的宣發功能

肺正常宣發，血和津液才能在氣的運載下內達臟腑、外到肌膚皮毛，發揮滋養的功效。供應臟腑以充足的營養，身體免疫功能由此增強，有助於濁氣、外邪順利排出體外，達到除邪防病的目的。

辛味食物可調理感冒

如果是風寒感冒，喝點熱薑湯、吃點兒大蒜或者是辣椒發散一下風寒，往往有較好的功效；如果是風熱感冒，則不妨用發散風熱的辛涼藥如紫蘇子、薄荷等，基本上都能藥到病除。

過食辛味，會使肺氣過盛

過食辛味，會使肺氣過盛，有痔瘡、便秘等病症的人群要少吃。另外，辛味食物吃多了，還會損害人體的筋脈和皮毛，也會讓精神受到損害。同時，有肝病的人群不宜多吃辛味食物。

宣肺氣常用的 4 種辛味食物

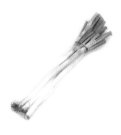

蔥
發汗解表、散寒通陽

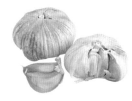

大蒜
消食理氣、溫中健胃

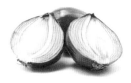

洋蔥
理氣和胃、發散風寒、溫中通陽

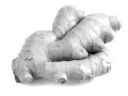

生薑
散寒溫陽，養肺

TIPS

辛味食物都是辣的嗎

很多人認為辛就是辣，其實在中醫中，除了辣，腥羶、味沖的食物都算「辛」，比如羊肉、大蔥、韭菜等。適量的辛味食品可刺激胃腸蠕動，增加消化液的分泌，並能促進血液循環、祛風散寒、舒筋活血。

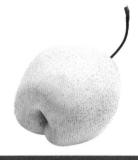

梨

補水潤肺防咳喘的「先鋒官」

性味歸經 ▶ 性涼，味甘、微酸；歸胃、肺經
推薦用量 ▶ 每天 80 克

熱量 ▶ 50 千卡	蛋白質 ▶ 0.4 克	脂肪 ▶ 0.2 克	碳水化合物 ▶ 13.3 克

每 100 克可食部含量

為甚麼適宜吃

養肺原理：潤肺、抗燥、止咳

中醫認為，梨可以清喉降火，增加口中的津液，起到保養嗓子的作用。生食能夠滋養肺陰，秋天或是空氣乾燥的時候多吃梨能夠潤肺抗燥。

對肺病的好處：調理急性氣管炎效果好

生吃梨對急性氣管炎和上呼吸道感染患者所出現的咽喉乾、癢、痛，音啞、痰稠、便秘、尿赤等症狀都有良好療效。

食用宜忌

✔ 梨的最佳食用量為每天 1 個。儘量避免一次吃太多，因為食用過量容易對脾胃造成傷害。

✘ 吃梨後最好不要大量喝開水，否則容易發生拉肚子的現象。

搭配宜忌

✔ 梨 + 銀耳 = 滋陰、潤燥、去肺火

✔ 梨 + 蜂蜜 = 緩解咳嗽

人群宜忌

✔ 咳嗽痰稠或無痰、咽喉發癢乾痛

者；慢性支氣管炎、肺結核患者宜食。

✘ 患有胃寒腹瀉者忌食生梨；小兒出痘者忌食。

養肺食譜推薦

銀耳紅棗雪梨粥 潤肺防咳喘

材料 雪梨 200 克，大米 100 克，去核紅棗 20 克，乾銀耳 10 克。

調料 冰糖 20 克。

做法

❶ 乾銀耳泡發，洗淨去蒂，汆燙一下，撈出，撕成小塊。

❷ 雪梨洗淨，連皮切塊，去核；大米洗淨，浸泡半小時；紅棗洗淨。

❸ 鍋中倒清水燒開，加大米、銀耳、紅棗煮沸，轉小火煮 30 分鐘，再加入梨塊煮 5 分鐘，加冰糖煮至化開即可。

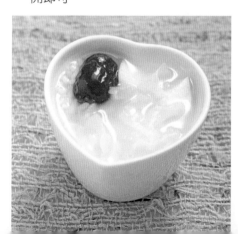

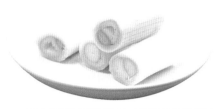

葱白

助肺通陽，防感冒

性味歸經 ▶ 性溫，味辛；歸肺、胃經
推薦用量 ▶ 每天 30 克

熱量 ▶ 33 千卡	蛋白質 ▶ 1.7 克	脂肪 ▶ 0.3 克	碳水化合物 ▶ 6.5 克

每 100 克可食部含量

為甚麼適宜吃

養肺原理：解表散寒

中醫認為，葱白具有解表散寒、通陽的作用，有較強的殺菌作用。對於預防流感有很好的效果。

對肺病的好處：適用於風寒感冒

葱白適用於怕冷發熱、惡寒頭痛肢冷的感冒及陰寒的腹痛患者的治療。

食用宜忌

✓ 葱白可與具有驅寒作用的生薑一起熬煮成湯食用，能除寒邪，宣肺解表，化痰止咳。

✗ 葱白不宜長時間烹煮，因為其所含的大蒜素具有揮發性，長時間烹煮後會流失。

搭配宜忌

✓ 葱白 + 紅棗 = 改善食欲不振、消化不良

✓ 葱白 + 豬肉 = 增強抗疲勞能力

人群宜忌

✓ 一般人群均可食用，尤其適合因受寒引起的肺部、呼吸道不適，緩解咳嗽等症狀。

✗ 患有胃腸道疾病特別是潰瘍病的人不宜多吃；表虛、多汗者也要忌食。

養肺食譜推薦

葱棗湯 祛風散寒

材料 紅棗 20 個，葱白 30 克。

做法

❶ 紅棗洗淨；葱白洗淨，切段。

❷ 將紅棗用水泡發，洗淨，放入鍋內，置火上煮 20 分鐘，再加入葱白，繼續用小火煮 10 分鐘即可。

營養特色

葱、棗搭配，有祛風散熱、健脾養心之功，對春季感冒、咳嗽或神經衰弱、失眠、胸中煩悶有很好的輔助療效。

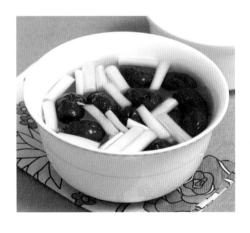

冷飲：易引發感冒咳喘

中醫古籍《黃帝內經》有「大飲則氣逆」「形寒飲冷則傷肺」的觀點。中醫認為，寒食會傷肺胃之氣；因外感寒邪，過食生冷之物，導致寒凝於胃，胃中陽氣不展，氣機阻滯，胃失通降之職。胃氣不能合理疏降，就會引發感冒、咳喘、氣管炎等各種肺部疾病。

喜歡吃冷食和冷飲，是最容易損傷肺的。比如有些人容易得過敏性鼻炎，這就和喜歡吃冷飲有很大關係。冷飲的寒涼之氣，損傷鼻腔的保護黏膜，就會受到鼻炎的困擾。

烤雞、臘腸：容易引發肺癌

燒烤食品中含有一種強致癌物——苯並芘，這種物質是在燒烤食品時產生的，經常食用會在體內蓄積，能誘發肺癌、腸癌等多種惡性腫瘤。同時，在燒烤類食品中還含有一種致癌物——亞硝胺，亞硝胺的產生主要是因為肉類在燒烤前都要醃製，如果醃製時間過長，則容易產生此物質。

肥肉、豬油：會使肺功能下降

肥甘厚膩之品，多屬甜味、油膩性食物。經常吃這些食物，容易使體內產生燥火，易傷肺陰，尤其在秋季，更要注意。中醫認為，燥易傷肺，極易引發呼吸系統疾病，因此對肥肉的誘惑不能掉以輕心。

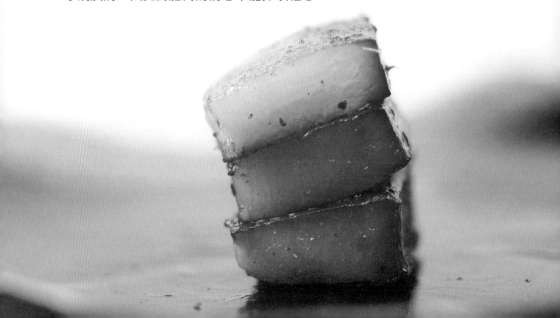

黑色鹹味食物補腎，護好先天之本

常吃黑色食物，可補腎延緩衰老

五行中黑色主水，入腎，因此中醫認為：常食黑色食物可以補益腎臟。

▶ 食用黑色食品，可以補腎強腎

黑色獨入腎經，食用黑色食品，能夠益腎強腎，增強人體免疫功能，延緩衰老。在冬天進食黑色食品則更有益處，可謂冬天進補的佳餚肴、良藥。

▶ 黑色食品，可提高人體的自愈力

現代醫學發現，黑色食品含有多種氨基酸、豐富的微量元素、多種維他命和亞油酸等營養元素，具有養血補腎、有效改善虛弱體質的功效，同時還能提高人體的自愈能力。

▶ 常吃黑色食物，可延緩衰老

黑色食物中富含的黑色素類物質能清除體內自由基，富含的抗氧化成分能促進血液循環、延緩衰老，對老年人有很好的保健作用。

▶ 哪些黑色食物最補腎

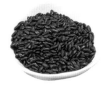

黑米
補腎益氣，健脾養肝

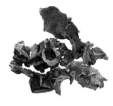

黑木耳
補腎美容，延緩衰老

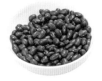

黑豆
暖腸胃、明目活血、利水解毒

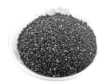

黑芝麻
健脾暖肝、補血益氣

適當吃鹹味食物，可以充盈腎精、調節水液代謝

「鹹入腎」是指鹹味的食物最容易作用於腎，鹹味適度能養腎，過鹹則傷腎。

▶ 嘔吐、腹瀉、大汗後，為甚麼要補充鹽水

中醫的腎是一個功能的概括，不同於西醫的腎臟。中醫認為「腎主水」，即腎有調節水液代謝的作用。而鹹味食物能調節人體細胞和血液滲透壓平衡及水鹽代謝，增強體力和食欲。

所以，在嘔吐、腹瀉及大汗後，適當補充點淡鹽水，可以防止體內微量元素的缺乏。

▶ 鹹味食物的養腎功效

鹹味食物具有通便、補腎、補益陰血、軟堅潤下的作用，常用於調理熱結、便秘等。鹹味食物多為海產品及某些肉類，它們還有消腫散結的功效，如海蜇味鹹，可清熱化痰、消積潤腸，對痰熱咳嗽、小兒積食、大便燥結很有效；海帶適宜甲狀腺結節、痰火結核；豬肉味鹹，除能夠滋陰外，也可以潤燥，適合燥咳、便秘者食用。

▶ 養腎的鹹味食物

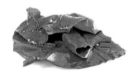
海帶
清痰軟堅、泄熱
利水、祛脂降壓

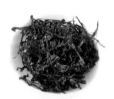
紫菜
化痰散堅、清熱
利水、補腎養心

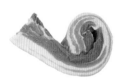
豬肉
補虛強身、滋陰
潤燥、豐肌澤膚

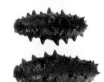
海參
補元氣、滋養五
臟六腑

▶ 鹹味食物吃過多，也會傷腎

如果鹹味的東西吃太多，會導致骨骼損傷、肌肉萎縮、心氣抑鬱。同時，有心臟病的人群要禁鹹，而宜食酸；鹹走血，過鹹傷血，有血管病的人群不宜多食鹹，否則會令人煩渴。

腎不好的人，豆製品要少吃

腎病患者本來可以食用的食物就少，豆製品可以補充營養增強免疫力，對於腎臟病人可少量食用。大豆蛋白有保護殘存腎功能作用，大豆低蛋白飲食能改善慢性腎功能不全患者相關指標。

▶ 補充甚麼樣的蛋白是有講究的

蛋白是人體必需的物質，但是補充甚麼樣的蛋白卻是有講究的。最好的優質蛋白是牛奶和雞蛋，營養豐富，容易消化。現在許多老年人由於膽固醇高，一點雞蛋黃都不敢吃，這是不對的。雞蛋黃中的卵磷脂對我們的大腦來講非常有益。

對於膽固醇偏高的人，特別是腦力勞動者來説，可以補充一定量的雞蛋黃，每週吃 5 個左右為宜。

▶ 老年人和腎病患者，都要少吃豆製品

很多老年人鍾愛豆製品，因為口感比較清淡，而且有營養、富含蛋白質。大豆屬植物蛋白，營養豐富，而且熱量比較低，深受老年人的喜歡；但是吃豆製品時一定要控制量，尤其是老年人，隨着年齡的增長，心腎功能都開始減弱，此時，要特別注意對這些重要臟器的保護。如果您是一位腎病患者，也要少吃豆製品。

▶ 腎臟功能受損時，一定要限制豆製品

一旦患有高血壓、糖尿病等使腎臟功能受損時（化驗尿時，尿裏出現蛋白），對於豆製品就需要進行限制，每天 50 ～ 100 克比較合適。因為植物蛋白在代謝過程中要產生一些代謝產物（主要是非蛋白氮），這些代謝產物都要通過腎臟排泄，過多攝入豆製品，產生的代謝產物增多，會增加腎臟的負擔，加重對腎臟的損害。

另外，豆製品中也含有嘌呤。對痛風病人而言，吃任何嘌呤含量高的食物都可能引發症狀。

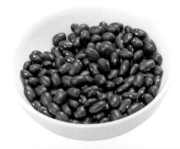

黑豆

補腎益氣，緩解尿頻

性味歸經 ▶ 性平，味甘；歸脾、腎經

推薦用量 ▶ 每天 30 克

熱量 ▶ 401 千卡	蛋白質 ▶ 36 克	脂肪 ▶ 15.9 克	碳水化合物 ▶ 33.6 克

每 100 克可食部含量

為甚麼適宜吃

養腎原理：補腎、利尿

黑豆是補腎益氣、利尿解毒的好食材，腎虛的人食用黑豆可解毒利尿，有效緩解尿頻、腰酸等症狀。

對腎病的好處：調節腎虛導致的婦科病

女性如果腎氣虛弱，易導致月經不調等婦科病，黑豆能補氣養血，可幫助調理因腎虛導致的身體不適。

食用宜忌

✓ 黑豆皮中富含抗衰老的花青素等物質，有很好的美容功效，應帶皮食用。

✓ 黑豆炒熟後，多食易上火，故不宜多食。

搭配宜忌

✓ 黑豆＋紅棗＝溫陽暖腎，美容養顏

✓ 黑豆＋排骨＝烏髮壯陽

人群宜忌

✓ 脾虛水腫、腳氣水腫、脫髮腎虛者宜適量多食。

✗ 尿酸過高者、高鉀血症患者不宜過多攝入。

養腎食譜推薦

黑豆排骨湯 補虛烏髮

材料 黑豆 50 克，排骨 200 克。

調料 鹽適量。

做法

❶ 黑豆洗淨，提前用清水泡一夜。

❷ 排骨洗淨切塊；砂鍋中放適量涼水，將排骨放入，大火煮開後繼續煮 30 分鐘左右，撇淨浮沫，然後加入黑豆，再小火煲 2 小時左右，最後加鹽調味即可。

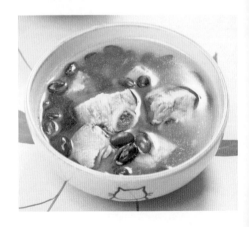

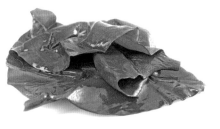

海帶

利尿消腫，防治腎病

性味歸經 ▶ 性寒，味鹹；歸脾、腎經
推薦用量 ▶ 每天 50 克（泡發）

熱量 ▶ 13 千卡	蛋白質 ▶ 1.2 克	脂肪 ▶ 0.1 克	碳水化合物 ▶ 2.1 克

每 100 克可食部含量

為甚麼適宜吃

養腎原理：利水消腫，護腎

海帶有消痰軟堅、瀉熱利水、祛脂降壓等功效，所含的甘露醇有利尿消腫的作用，能輔助預防水腫。

對腎病的好處：輔助治療高血壓腎病

海帶中含有一種叫藻酸的物質，能促進機體排出過多的鹽，對高血壓腎病有獨特的預防作用。

食用宜忌

✔ 烹調海帶前，建議先用水浸泡 2~3 小時。

✔ 海帶浸泡時間不宜超過 6 小時，以免造成水溶性營養物質流失過多。

搭配宜忌

✔ 海帶＋銀耳＝滋陰清熱，健脾補腎

✔ 海帶＋綠豆＝降壓調脂，預防心腦血管病

人群宜忌

✔ 糖尿病、心血管病和肥胖的人均適宜食用海帶。

✘ 甲亢、高鉀血症患者不宜吃過多海帶，否則易加重病情。

養腎食譜推薦

薑拌海帶　養肝護腎，利水消腫

材料　泡發海帶 150 克。

調料　薑末 5 克，醬油 4 克，醋 8 克，麻油適量。

做法

❶ 泡發海帶用溫水洗淨，切成細絲；將薑末、醬油、醋、麻油製成調味汁。

❷ 海帶放入沸水中焯透，撈出，瀝乾水分，澆上調味汁拌勻即可。

營養特色

薑是溫補的食材，具有補腎的作用，搭配海帶食用，可補腎祛寒、利水消腫。

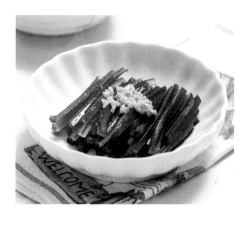

竹筍：
草酸容易導致腎結石

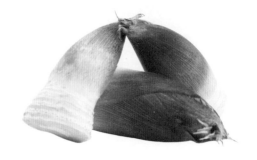

竹筍含有較多的膳食纖維和草酸，不利於營養物質的吸收。對泌尿系統結石、慢性腎炎和腎功能不全患者來說，不宜攝入過多竹筍。

芥蘭：
久食抑制性激素分泌

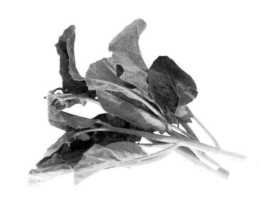

芥蘭中含有豐富的胡蘿蔔素和維他命 C，經常食用有降低膽固醇、軟化血管、預防心臟病的功效。但是，吃芥蘭一定要適量，不宜常吃、多吃。中醫認為，芥蘭可耗人真氣。久食芥蘭，會抑制人體性激素的分泌。

濃茶：
容易導致腎結石

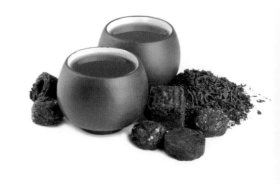

茶葉中富含鞣酸，常喝濃茶可導致腎結石；同時，茶葉中含氟較多，而腎是氟的主要排泄器官，如果常喝濃茶，人體中過量的氟會超出腎的排泄能力，導致氟蓄積在腎中，從而對腎造成損害。

第五章

改善濕虛瘀，防癌養身

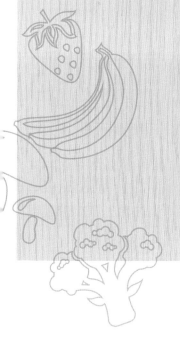
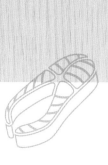
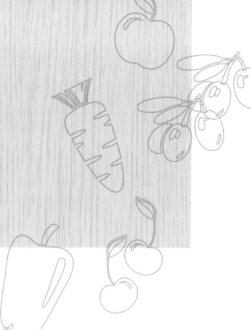

濕最傷人陽氣，防癌先除濕

濕氣最容易滲透人體各部位

風、寒、暑、濕、燥、火是中醫總結的致病「六淫邪氣」，其中最可怕的是甚麼？是「濕邪」。有一句俗話總結得很清楚：「千寒易除，一濕難去。濕性黏濁，如油入面。」濕，是最容易滲透的，也總喜歡與別的邪氣狼狽為奸。

▶ 濕氣遇寒則成為寒濕

南方的冬天氣溫要比北方高很多，卻比北方零下十幾攝氏度的乾冷冬天更令人難以忍受，除了沒有暖氣之外，更大的原因就在於那種冷到骨子裏的濕冷。寒濕是最損傷人體陽氣的。寒濕會阻滯陽氣的運行，使血流不暢、肌肉疼痛、關節痙攣等。

▶ 濕氣遇熱則為濕熱，遇暑則為暑濕

夏季桑拿天裏的平均氣溫相比晴朗的酷夏還要低一些，但人在那樣的天氣卻最難受，那種悶得讓人喘不過氣來的感覺相信不少人都曾體會過，其中的原因都在於濕氣的存在。又熱又濕，全身汗漬漬，衣服貼在身上，人都悶得喘不過氣來，還不如烈日當空的乾熱來得痛快。暑濕最容易使人的脾胃受傷，常常引發嘔吐、腹瀉等症狀。

▶ 濕氣遇風則成為風濕

防風防寒，我們可以多穿些衣服；受風受寒後，我們可以通過喝薑湯、泡熱水澡等方法驅除。可一旦成了風濕，往往就會引起手足關節疼痛等慢性疾病，一時半會兒是很難治好的。

▶ 川湘菜的盛行與濕氣

川湘菜是我國西南地區的兩大主菜系，由於川湘地處盆地中心，天氣總是陰陰的，導致當地的空氣濕度很大，夏季是悶熱潮濕，冬季則濕冷異常，人長期生活在那裏，極易得風濕，所以當地飲食喜歡用除濕的調料，以辛香麻辣化解體內的濕氣。

為甚麼曾經只是偏居一隅的川湘菜開始風靡全國呢？原因就是現代人的生活方式導致體內普遍都有濕氣，都需要找到一種化解的方式，大家愛上川湘菜也就不奇怪了。

魚生火、肉生痰，吃魚吃肉要適量

俗話說得好：「魚生火，肉生痰，蘿蔔白菜保平安。」現代人生活條件好了，飲食中肉類所佔的比例在不斷增大，但從養生的角度來說，過食肉類其實是不利於養生的。

▶ 為甚麼肉會生痰

「肉生痰」，並不是說肉吃多了，人就容易咳嗽生痰，而是說過多食用肉類，易導致人體內津液代謝失常，導致痰濁的產生。原因何在呢？

因為肉類中含有大量的脂肪，人體過量攝入後，給脾胃、肺及其他器官帶來負擔。一旦身體水液代謝失衡，人體血液中的脂肪和血液黏稠度就會隨之升高，從中醫角度來說，正是痰瘀互結、濕邪堆積的一種客觀表現，即「肉生痰」的外在反映。

更何況現代社會中豐富的豬肉、雞鴨肉、魚肉等大多是在養殖場經各種激素飼養產生的，再加上製作過程上添加的雞精、味精等各種人工調味料，給人帶來的已經不僅僅只是過去意義上的「生痰」了，傷害會更大。

因此，建議大家要少吃肉，適當吃素，給身體一個緩解濕邪的時間與機會。

▶ 如何適當吃素呢

首先，要限制每天吃肉食的數量，成人每天畜禽肉類的食用量最好控制在 40 ～ 75 克，魚蝦類的食用量控制 40 ～ 75 克以內。

同時日常飲食中多吃一些利水滲濕的食物，以健脾和胃，使脾的升降運化功能得以恢復。

痰濕體質者平時適當吃的素菜有：淮山、韭菜、金針菜、木耳、南瓜、冬瓜、絲瓜、青瓜、西芹、莧菜、白蘿蔔、紅蘿蔔、蓮藕、茼蒿、茄子、洋葱、辣椒、葱、薑、蒜等。

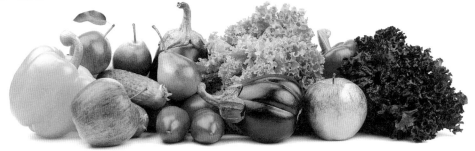

小疙瘩、痘痘冒不完，荷葉茶巧除濕熱

很多人可能自己或是身邊的朋友有這樣的體會：本來很瘦的一個人，卻因為吃藥導致發胖了，甚至莫名其妙地就胖了很多，或是臉上出了很多的小痘痘。其中的原因往往都與體內的濕熱有關。

▶ 濕熱導致胃強脾弱

濕熱型的胖人都很能吃，因為胃有濕熱，功能亢進，人的飯量大增，而胃納過旺，加重脾運化的負擔，脾的運化能力減弱，不能將食物營養有效吸收，就會停滯在人體內化成內濕儲存起來。脾的運化功能減弱，使得「水濕內停」更加重身體的不適，這樣的人看起來肥胖、水腫、笨拙，並且臉色也不好看，晦黯或長痘長斑等，而舌質偏紅、舌苔黃膩就是濕熱體質的特徵。

所以脾虛易致肥胖，而濕熱型肥胖更是肥胖中比較難治的，不僅要健脾胃、除濕熱，還要消脂，可以通過多運動，或多吃薏米、赤小豆、決明子等清利濕熱的食物來達到目的。

荷葉除濕茶
健脾胃除濕熱又減肥

材料 乾荷葉 8 克，冬瓜皮 10 克，枸杞子 15 克。

做法 材料擇洗乾淨，同入茶壺（杯）中，沖入沸水浸泡 30 ～ 60 秒後倒去茶湯，先洗一遍茶。接着再沖入沸水，加蓋悶泡 5 分鐘即可。

功效 分解脂肪、消除便秘、利尿，不僅健脾胃，解暑袪濕，還可降脂減肥，適合肥胖、高脂血症及高血壓患者飲用。

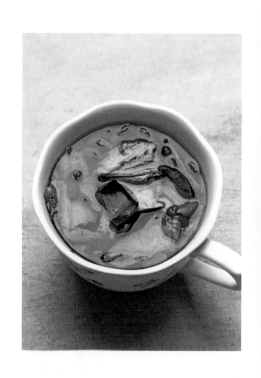

寒濕則血凝，薑紅茶祛濕暖體

如同自然界的河流一樣，人體內氣血的運動也需要溫度，而且它對溫度的要求還很高。溫度過低，河流會冰封；溫度過高，水分會蒸發。只有不寒不熱時，它才能正常運行。所以《黃帝內經·素問·調經論》認為：「血氣者，喜溫而惡寒，寒則泣（澀）而不行，溫則消而去之。」

▶ 流水不腐，血得溫則行，通則不痛

通，是指氣血精津液沿着各自的經絡脈道正常運行至全身而無阻滯，濡養五臟六腑，使人感到精力充沛，精神飽滿，感受不到痛苦。而如果經絡這些小管道某一處受淤堵，氣血瘀滯，不能流通，立刻會影響到整個人體的正常運轉。

「流水不腐」的道理人盡皆知，自然界的河流如果不流動，就會變成一潭死水，滋生細菌散發惡臭。人體內的氣血也如同自然界的河流，運行有序，不受阻滯而流速平穩時，人體才能健康，不受疾病困擾。一旦淤堵，不能及時疏通，久而久之，氣滯血瘀形成體內蘊毒，就會使人產生疼痛感。

體內寒濕時間長了，身體就容易出現「凝」的現象，即氣血循環、新陳代謝變慢；身體容易酸、痛，不舒服。

▶ 生薑 + 紅茶，升溫祛濕

生薑性溫而味辛，內含多種活性成分，具有祛濕活血、暖胃散寒、解毒止嘔的作用，還能消除體內垃圾，益於身體健康。生薑中含有豐富的薑辣素，有發熱散寒、溫中健胃的功效，驅寒除濕的效果極為優良。紅茶湯色紅豔，香甜味醇，其中富含茶黃素、茶紅素等多種營養成分，有促進胃腸蠕動、促消化、增進食欲的功效，同時還有很好的利尿、消除水腫並強壯心臟功能的作用；再加上其性味偏溫，最適合冬天飲用。

生薑紅茶

材料 生薑 20 克，紅茶 5 克，紅糖 25 克。

做法 三者一起放入保溫杯內，加 500 毫升開水沖泡，加蓋悶 10 分鐘即可飲用。

功效 紅茶、生薑、紅糖都屬熱性食品，三者一起泡茶飲用，可促進血液循環，增強身體代謝機能。

體內有風濕，櫻桃祛風除濕護關節

被風濕侵襲，患上了風濕、類風濕疾病，要注意飲食上的調理，尤其是風濕活躍期、關節紅腫痛時，更要注意自己的飲食。

▶ 櫻桃祛風除濕，消腫止痛

櫻桃性溫，味甘、酸，歸脾、肝經，全身皆可入藥，有祛風除濕、消腫止痛、解表透疹、補中益氣養血、收斂止瀉等功效，對於四肢麻木、病後體虛、倦怠少食、風濕腰腿痛、貧血等均有一定的功效。

▶ 營養豐富，消炎止痛勝過阿司匹靈

櫻桃營養豐富，尤其是富含鐵元素，每 100 克櫻桃中含鐵量多達 59 毫克，在水果中居於首位；其維他命 A 的含量則比葡萄、蘋果、橘子多 4～5 倍；此外，其中還含有維他命 B、維他命 C 及鈣、磷等礦物元素。

美國科學家研究發現，經常吃櫻桃，有助於減輕疼痛，消除腫脹，非常有助於關節炎和痛風的調理。他們認為，櫻桃中含有一些特殊物質，在治療關節炎和痛風類炎症的效果上勝過阿司匹靈，且使用簡單，每天嚼食 20 粒櫻桃即可達到目的。

祛風除濕的櫻桃粥

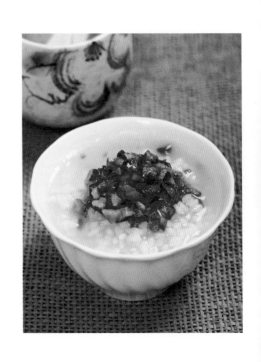

材料 櫻桃 100 克，大米 100 克。

做法 櫻桃洗淨後榨汁；大米淘洗乾淨後入鍋中煮粥，待粥熟時加入櫻桃汁調勻，再煮開即可。

功效 祛風除濕，消腫止痛，可用於風濕性關節炎、類風濕關節炎。

注意 櫻桃性溫熱，熱病及虛熱咳嗽者忌食，潰瘍、上火者慎食，糖尿病患者忌食。

避免容易導致體內生濕的飲食習慣

不良的飲食習慣會讓濕氣乘虛而入，或是加重濕氣的產生。以下是一些易於導致體濕的飲食習慣，建議大家在日常生活中多加注意。

▶ 口重

腸胃功能直接影響着體內的營養及水液代謝，嗜食油膩、過鹹、過甜等肥甘厚味的食物，會增加脾胃負擔，並易造成腸胃悶脹、發炎，使水液代謝受到影響，水液代謝不利則易出現體濕。

▶ 愛喝酒

酒助濕邪，尤其啤酒更是加重「濕邪」的重要因素，因此酒精要少碰；夏季在戶外喝冰啤酒、吃燒烤的消暑方式還是要少一些，借酒澆愁就更不可取了。

▶ 貪冷涼

中醫認為，生冷食物會加重脾運化濕的負擔，或讓腸胃消化吸收功能停滯，給外邪創造入侵機會。因此，不宜長期過量食用。如吃蔬菜，最好在烹調蔬菜時加入一些葱、薑、蒜、花椒等熱性調味料，以減弱蔬菜的寒涼性質。

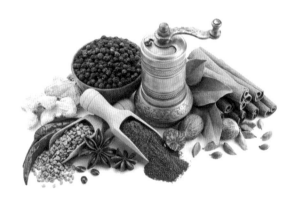

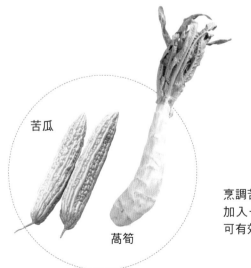

苦瓜

萵筍

烹調苦瓜、萵筍等寒涼性蔬菜時，加入一些葱、薑、蒜、花椒等，可有效減弱其寒涼性質。

虛傷脾胃為百病之源，消化不好要補虛

怕冷易腹瀉是陽虛，喝當歸生薑羊肉湯

　　生活中有不少人都有怕冷的現象，如果受涼還容易出現腹瀉，說明這些人已經是陽虛體質，需要補陽了。那麼，該如何補陽呢？在中醫學經典名著《金匱要略》中，有一款溫補方劑——當歸生薑羊肉湯，特別適合陽虛的人服用。

▶ 當歸生薑羊肉湯的功效

　　當歸是中醫常用的補血藥，有活血養血補血的功效；生薑可以溫中散寒，發汗解表；羊肉能溫中補虛，補血助陽。羊肉、生薑、當歸三者配合起來，具有溫中補血、祛寒止痛的作用。

當歸生薑羊肉湯

材料　羊瘦肉 250 克，當歸 10 克，鮮薑片 20 克，鹽 4 克。

做法

❶ 羊瘦肉洗淨，切塊，放入沸水中焯燙去血水；當歸洗淨浮塵。

❷ 鍋置火上，倒油燒至七成熱，炒香薑片，放入羊肉塊、當歸翻炒均勻，倒入適量清水，大火燒開後轉小火煮至羊肉爛熟，加鹽調味，去當歸、生薑，食肉喝湯即可。

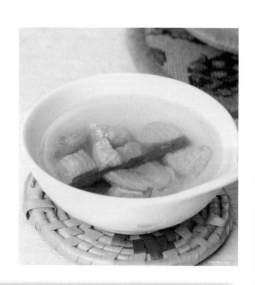

宜忌人群

宜：　適用於長期工作勞累、精神緊張或長期處於陰冷潮濕之地，導致疲倦乏力、惡風怕冷、頭暈失眠、容易感冒、面色蒼白者。

忌：　患有皮膚病、過敏性哮喘的人要謹慎食用此湯；平時怕熱、易上火、口腔潰瘍、手足心熱的人，以及風熱感冒、發熱咽喉疼痛者，不宜服用此湯。

小米紅棗粥，補虛損、養陽氣

小米除了有很好的補脾胃功效外，還具有補陽、補虛的功效。《本草綱目》中說：「玉（小米）之味鹹淡，氣寒下滲，腎之穀也。」意思是說，小米性質偏寒，五味上略帶點鹹味，而鹹味入腎，因此小米具有益腎氣、補元陽的功效。用小米搭配紅棗煮粥，營養豐富，具有強身健體、補腎暖陽的功效。

▶ 小米紅棗粥的功效

小米有清熱解渴、健脾和胃、補益虛損、和胃安眠等功效。由於小米無須精製，它保存了許多維他命和礦物質，所含營養成分高達 18 種之多，含有 17 種氨基酸，其中人體必需的氨基酸 8 種，氨基酸能促進人體褪黑素的分泌，因而食用小米粥可起到催眠、保健、美容的作用。小米紅棗粥可健脾養胃、補血安神、補虛溫陽、美容養顏。

小米紅棗粥

材料　小米 100 克，紅棗（乾）30 克，紅豆 15 克，紅糖 10 克。

做法

❶ 紅豆洗淨，用水浸泡 4 小時；小米淘洗乾淨；紅棗洗淨，去核，浸泡半小時。

❷ 鍋置火上，倒入適量清水燒開，加紅豆煮至半熟，再放入洗淨的小米、去核的紅棗，煮至爛熟成粥，用紅糖調味即可。

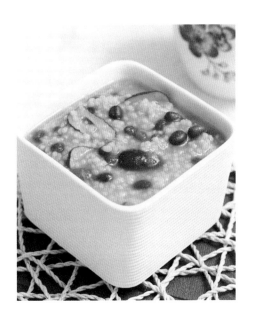

宜忌人群

宜：　適用於體弱多病、氣血不足者，脾胃虛弱的老人、產婦，心煩不眠者，食欲欠佳、腸胃不好及貧血者食用較佳。

忌：　糖尿病患者不宜食用。

補陽氣，要遠離那些寒涼食物

陽虛體質的人，大多有手腳冰涼、腹痛腹瀉的表現。補陽虛要多吃一些溫熱食物，少吃或不吃生冷冰凍食物。

▶ 少吃或不吃生冷冰凍食物

陽虛之人，要儘量避免吃生冷或冰凍食物。這類食物有冰鎮飲料、冰鎮果汁、雪糕等；蔬菜有青瓜、絲瓜、西芹、竹筍、馬蹄等；水果有西瓜、香蕉、甘蔗、枇杷等。上述食物如果想吃，注意一要量少，二要溫吃，三可放溫熱性調料調味。

▶ 適當多吃溫熱性食物

食材分類	推薦食材	補陽功效
蔬菜類	韭菜、淮山、辣椒、南瓜	健胃，補陽氣
果品類	荔枝、榴槤、櫻桃、桂圓、大棗、板栗、核桃、腰果	溫腎陽
肉類	羊肉、雞肉、兔肉、烏雞	補氣養血，補腎
水產品類	蝦、黃鱔、海參、鮑魚	改善陽虛體質
調料類	生薑、茴香、桂皮、花椒	增加食物的溫熱性

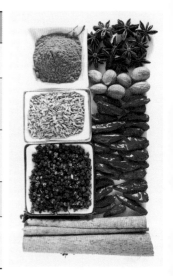

T I P S

多曬背部，可以補陽氣

按照中醫陰陽理論，背部屬陽，膀胱經為太陽經，且循行於背部。所以，曬背不僅能激發背部陽氣，還能夠通過經絡循行，激發一身陽氣。虛寒之人平時要注意讓膀胱經多曬太陽，尤其是冬季。冬季正午時間，在家裏陽台上或有太陽的地方，將背部裸露，享受太陽的溫暖。

陰虛易上火，小小雞蛋可補血養陰

在人體內，陰主要指的是陰液，即人體的津液、血液等。布散在體表皮膚、肌肉、孔竅等地方，質地清稀，流動性大，有一定滋養作用，稱作津；質地稠厚，流動性小，存在於骨節、臟腑、腦、髓等處，有滋養作用的稱為液。

中醫把人體除血之外的水液統稱為津液，津液和血之間是相通的，所以能相互補充。人體陰虛，就是說這些血液、津液不足了，也就是陰液不足了。而陰液平時起的作用就是滋養、潤滑，如果陰液不充足，人體的臟腑、關節就會失去濡養。

▶ 陰虛火旺，宜滋陰潛陽

陰虛火旺的人時常覺得口乾舌燥，喉嚨乾，眼睛乾澀。夜晚睡覺時，時常覺得「五心潮熱」，即兩手心、兩足心和心中發熱。這種熱不會使人感到舒適溫暖，而是令人煩躁、坐立不安，也影響睡眠。中醫調理陰虛火旺，建議滋陰潛陽，養陰清熱，同時也要調整自己的心態，保持穩定的情緒。

▶ 雞蛋補血又養陰

中醫認為，雞蛋味甘，性平，具有補中益氣、補肺養血、滋陰潤燥的作用，用於調理氣血不足、熱病煩渴等症狀，是扶助正氣的常用食品。

百合雞蛋湯

滋陰養血，清心安神

材料 百合 20 克，火腿 50 克，雞蛋 1 個，葱末 5 克，雞湯 750 毫升，鹽 1 克。

做法

❶ 百合用清水浸泡一夜，洗淨；火腿切末；雞蛋磕入碗中，打散。

❷ 鍋置火上，放入百合、火腿末，加雞湯大火燒開後轉小火煮 10 分鐘，淋入雞蛋液攪成蛋花，加鹽調味，撒上葱末即可。

功效 百合清心安神，雞蛋黃能滋陰養血，適合調理神經衰弱、心悸。

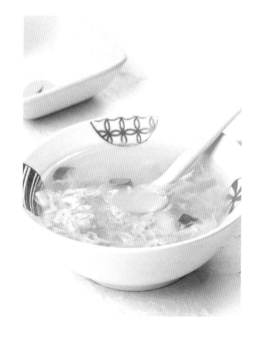

淮山蓮藕湯，補陰潤燥功效好

淮山蓮藕湯是一款傳統藥膳，有很好的滋陰潤燥功效，時常食用，可補肺潤肺，緩解秋燥、肺熱咳嗽。

▶ 蓮藕可補五臟之虛

蓮藕，又稱藕，肉質肥嫩，白淨滾圓，是一款冬令進補的保健食品，既可食用，又可藥用。中醫認為，蓮藕熟食能補心益腎，並補五臟之虛，強壯筋骨，滋陰養血；生食能涼血散瘀，同時還能利尿通便，幫助排泄體內的廢物和毒素。

▶ 補虛強身找淮山

淮山又稱薯蕷、土薯、山薯蕷、懷淮山、白淮山，其塊莖肥厚多汁，肉質細嫩，又甜又綿，且帶黏性，生食熱食都是美味。淮山不僅營養豐富，且功效良多。《神農本草經》認為其「主健中補虛、除寒熱邪氣、補中益氣力、長肌肉、久服耳目聰明」；《本草綱目》認為淮山能「益腎氣、健脾胃、止瀉痢、化癰涎、潤毛皮」。

淮山蓮藕湯

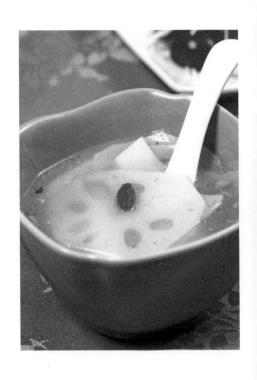

材料 淮山 150 克，蓮藕 200 克，枸杞子 5 克，植物油、鹽、白糖、薑絲、清湯各適量。

做法

❶ 蓮藕去皮，洗淨切厚片；淮山去皮，洗淨切片；枸杞子洗淨備用。

❷ 鍋中放植物油燒熱，放入薑絲略爆炒，倒入清湯煮沸。

❸ 放入藕片、淮山片，用中火煮至熟透，加入枸杞子煮 5 分鐘，用鹽、白糖調味，盛入碗中即可食用。

注意 適合氣短體虛、筋骨酸軟者食用。感冒、大便乾燥及腸胃積滯者不宜食用。

陰虛之人忌大補，循序漸進為上策

中醫學調理原則認為，虛則補之。固然，陰虛之人應該補陰，但為何又說「虛不受補」呢？

「虛不受補」是指患者體虛，不能接受補藥。體虛有陰、陽、氣、血的不同，五臟又均有陰陽，而虛者以腎陰不足為主。腎陰是人體津液的根本，可以濡養臟腑，能影響其他臟腑之陰，所以古人說「一陰虛而諸陰俱虛」。雖然治療應「虛則補之」，但滋補不能過量，否則會因補重而傷陰。

▶ 進補前先做調理，避免「虛不受補」

一年秋冬之交，張女士邀朋友一起吃涮羊肉，並放了一些枸杞子、紅棗等補品。張女士吃完第二天卻鬧起了腸胃病。她原本懷疑是食品衛生問題，可和她一起吃羊肉的朋友，並沒有出現腸胃不適。

張女士將這原因歸結為「虛不受補」，因為她每次大補，不是腹瀉就是滿臉起痘、生瘡。從張女士的情形看，她應該屬陰虛體質。冬季進補雖然可以扶正固本，但是濕氣困脾、消化不好的人，如果突然進補，很容易出現腸胃不適等問題。

「虛不受補」一詞很準確，一些體虛無力、精神不振、手腳冰涼之人，進補前要先做調理，脾胃功能正常後才能「受補」。調理方法是可以吃些紅棗、花生、百合等健脾益氣的食物。

▶ 陰虛者進補，宜先清補，再逐漸過渡

另外，陰虛之人陰液不足，必然導致其滋潤、濡養、潤滑等功能失調，從而影響到相應的器官功能，能補入的養分，是要依賴身體器官發揮正常功能來幫助運化的。因此，開始進補時，補藥份量不要過重，先清補，再逐漸過渡。如果開始就大劑量使用補劑，身體不能正常消化，反而會引起器官功能失常。

尤其要注意，儘管陰虛之人需要補陰之品，但也可以適量加一些補陽之品。因為陰和陽互相依存，陽氣能提高器官功能，能更好地吸收養分滋陰。但在使用時，要注意量的變化。

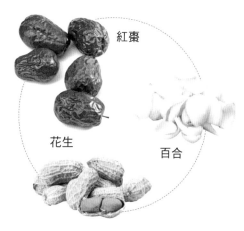

紅棗

花生

百合

脾胃功能不好的人，進補前宜吃紅棗、花生、百合等健脾益氣食物

失眠夢多、面色蒼白，八珍糕改善血虛

在中醫學裏，血虛指體內陰血虧損的病理現象。可由失血過多，或久病陰血虛耗，或脾胃功能失常，水穀精微不能化生血液等原因導致。由於氣和血的密切關係，所以血虛也會引起氣虛，而氣虛不能化生血液，又會加重血虛狀況。血虛的主要症狀有面色蒼白或萎黃、頭暈眼花、失眠多夢、女性月經量少及閉經等。

▶ 血虛常因脾胃虛弱引起

脾胃化生的水穀精微是生成血液的基本物質來源。脾胃功能強健，能將攝入的水穀精微轉化成氣血。反之，脾胃功能減弱，精微不足，生化無源，時長日久就會出現血虛。血虛日久則會進一步引起其他臟腑功能失常。所以，補血虛首先要健脾胃。

▶ 八珍糕：調理脾胃，改善血虛

說到調理脾胃、補養氣血，中醫有許多歷經實踐的好辦法，除多吃紅棗、蜂蜜、蓮子等食物外，八珍糕也是其中的佳品之一。

八珍糕是我國傳統名點之一，有「北八珍糕」和「南八珍糕」之分，為明代外科醫家陳實功的家傳秘方。他一生注意脾胃的保養，生前常食用八珍糕，壽命達到了 80 多歲，贊其「服至百日，輕身耐老，壯助元陽，培養脾胃，妙難盡述」。

八珍糕因含有淮山、茯苓、扁豆、蓮子等 8 味主要食材而得名，這些食材都有很好的補益脾胃的作用，非常適合於飲食不規律、脾胃虛弱、氣血不足之人食用。

八珍糕

材料 人參 5 克，茯苓、白朮、扁豆、淮山、蓮子、芡實、薏米各 40 克，糯米粉、粳米粉、白糖各 100 克，蜂蜜適量。

做法 將上述 8 種原料碾碎，與粳米粉、糯米粉攪拌均勻，蒸成糕餅，可當主食食用。

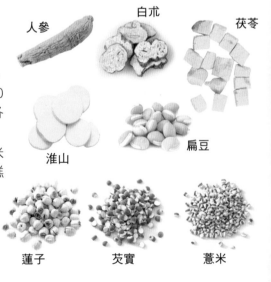

人參　白朮　茯苓　淮山　扁豆　蓮子　芡實　薏米

人參童子雞，補氣安神、強健體力

千百年來，中國民間流行一種滋補方法，即入冬時用人參燉童子雞，認為這是最佳的進補方法。於是這種做法一輩一輩流傳下來，人們喝人參雞湯補身體的做法越來越普遍。

▶ 人參童子雞的功效

童子雞比老雞的肉裏含蛋白質多，且童子雞的肉裏含彈性結締組織極少，更容易被人體的消化器官所吸收。人參是中醫常用的補氣藥，具有大補元氣、益氣生血固脫、養心補腎等功效。人參童子雞是一道補氣的藥膳，具有補肺氣、益脾氣、補虛損、增強免疫力的功效。

人參童子雞

材料　童子雞塊 500 克，人參 5 克，枸杞子 10 克，葱段、薑塊、料酒各 10 克，鹽 3 克。

做法

❶ 將童子雞塊洗淨，入沸水中焯透，撈出；人參洗淨，枸杞子洗淨。

❷ 砂鍋倒入適量溫水後置火上，放入童子雞塊、人參、枸杞子、葱段、薑塊、料酒，大火燒沸後轉小火燉至雞塊肉爛，加鹽調味即可。

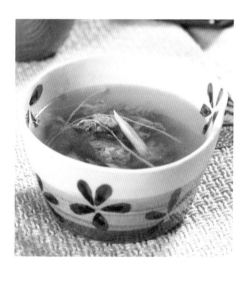

第五章　改善濕虛瘀，防癌養身

173

瘀是心腦血管的大敵，調補氣血防冠心病

氣滯就會血瘀，玫瑰佛手茶消滯化瘀

中醫認為，氣血是人的生命基礎。氣血充沛，則經脈暢通，不容易被慢性病盯上。氣血虧虛或運行不暢，是百病之源。因為氣運行不利，常會引起血液的運行瘀滯，血流緩慢就會使心腦血管逐漸瘀堵，從而引發心腦血管疾病。

▶ 理氣消滯，玫瑰佛手效果好

玫瑰花是一種珍貴的藥材，調和肝脾，理氣和胃，在《本草綱目》中有記載。玫瑰花氣味芳香，既能疏肝理氣而解鬱，又能活血散瘀，有柔肝醒脾、行氣活血的作用，主要適合於肝胃不和所致的脅痛脘悶、胃脘脹痛。

佛手為芸香科植物佛手柑的果實，其味辛、苦、酸，性溫，香氣濃郁，有和中理氣、消痰利膈的功效，主治胃痛脹滿、痰飲咳嗽、嘔吐少食等。方中佛手既可助玫瑰花之力，又能行氣導滯、調和脾胃。二物合用，有疏肝解鬱、寬中理氣的效果。

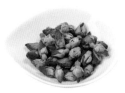

玫瑰
調和肝脾，行氣活血

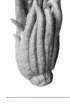

佛手
疏肝解鬱，調和脾胃

玫瑰佛手茶

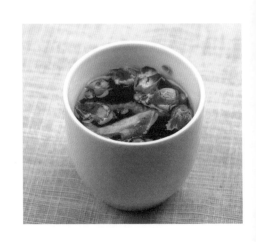

材料 玫瑰花 5 克，佛手 5 克。

做法 將玫瑰花、佛手一起放入瓷杯或玻璃杯中，充入沸水，浸泡 10 分鐘，即可飲用。每天 1 劑，隨喝隨泡。

功效 補中理氣，消痰利膈，主治兩肋脹滿、肝鬱氣滯等。

山楂紅棗蓮子粥，消滯化瘀保護心臟

中醫認為，冠心病的發生與心、肝、脾、腎各臟器的盛衰關係最密切。心的氣血不足或肝的疏泄、脾的運化、腎的溫煦滋養等生理功能失調，就會引起痰濁、瘀血、氣滯、寒凝等病理產物阻塞心脈，使心脈不通、心失所養，容易導致冠心病發生。

▶ 山楂可活血化瘀，改善心肌缺血

山楂可活血化瘀，能防治心血管疾病，具有擴張血管、增加冠脈血流量、改善心肌缺血的作用，對心臟病有很好的防治作用。

山楂紅棗蓮子粥

材料 大米 100 克，山楂肉 50 克，紅棗、蓮子各 30 克，紅糖 10 克。

做法

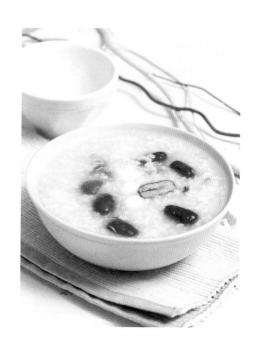

❶ 大米洗淨，用水泡 30 分鐘；紅棗、蓮子分別洗淨，紅棗去核，蓮子去芯。

❷ 鍋置火上，倒入適量清水大火燒開，加大米、紅棗和蓮子燒沸，等蓮子煮熟爛後放山楂肉，熬煮成粥，加紅糖攪拌均勻即可。

功效 山楂可以增加冠狀動脈血流量，對心肌缺血有一定作用；紅棗能補血活血，促進心臟造血；蓮子有清心安神的功效。

TIPS

山楂桃仁露，活血化滯護心臟

鮮山楂 1000 克，桃仁 100 克，蜂蜜 200 克。山楂洗淨，去籽，與桃仁一起加水熬煮，煮成後涼涼調入蜂蜜即可。心血管病患者適合長期服用。

紅蘿蔔炒木耳，保持心血管暢通

保持心血管暢通，是預防冠心病的有效途徑。平時多吃一些對疏通心腦血管有效的食物，就能夠很好地預防心腦血管疾病。

▶木耳、紅蘿蔔，疏通血管，防血栓形成

黑木耳中的多糖能夠抑制膽固醇在血管壁上的沉積，防止動脈硬化和血栓的形成，減輕血液對血管壁的壓力，起到降低血壓的作用；紅蘿蔔中的 β - 胡蘿蔔素可以在體內轉化成維他命 A，使血管保持暢通，兩者一起炒食，對預防冠心病和心腦血管疾病的作用很好。

紅蘿蔔炒木耳

材料 紅蘿蔔 120 克，水發木耳 50
克，蔥段、薑絲、料酒、鹽適量。

做法

❶ 將紅蘿蔔、木耳洗淨，去蒂，切
成絲。

❷ 鍋中放少量油，燒熱後，用蔥段、
薑絲爆鍋，烹入料酒，倒入紅蘿蔔
絲、木耳絲煸炒，加鹽和少許清水，
稍燜，待熟後即可。

功效 木耳對防治冠心病和肝病十分
有益；紅蘿蔔中的 β - 胡蘿蔔素
能夠轉化成維他命 A，可以保
持血管暢通。

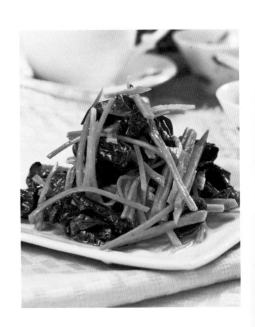

TIPS

乾木耳不宜長時間浸泡

木耳不要在水中浸泡過長時間，否則木耳內的維他命會流失，使營養價值降低。

絲瓜炒豬心，補養心氣，緩解胸悶

中醫認為，心為君主之官。心氣血不足容易導致驚悸、胸悶、怔忡、自汗、失眠等症。調理當以調補心氣，促進心臟血液循環為主。

▶ 豬心 + 絲瓜，補虛養心、活絡化瘀

民間素有「以心補心」的說法，中醫認為，豬心性平味甘鹹，入心經，有補虛養心、安神定驚的功效，可調理心氣血不足所致的驚悸、胸悶、怔忡、自汗、失眠等症。並且豬心相對於其他動物臟器來說，是很乾淨的內臟。它不像肝臟那樣參與解毒，不像腎臟那樣參與廢物排泄，不像腸子那樣污染物水平較高、膽固醇也較高，所以豬心是安全的食物。絲瓜味甘、性涼，入肝、胃經，通行十二經，可通經活絡、活血化瘀。選擇絲瓜與豬心合用，可以補養心氣，化瘀活血，去除心胸憋悶。

絲瓜炒豬心

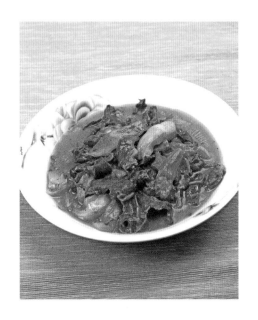

材料 豬心 500 克，絲瓜 200 克。

調料 薑、油、生抽、鹽、澱粉各適量。

做法

❶ 絲瓜切片，豬心切片，加入薑絲、鹽、油、澱粉、生抽醃製。

❷ 先把豬心爆炒一下。

❸ 加上絲瓜一起炒熱。

❹ 撒上一點水，蓋上蓋子燜一下。

❺ 打開蓋子翻炒幾下，撒點鹽，再翻炒幾下即可出鍋。

功效 補養心氣、清熱利濕、緩解胸口憋悶。

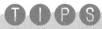

如何清洗豬心可以去除腥味？

先用清水將豬心表面清洗乾淨；將豬心放在麵粉中滾一下，靜置 1 小時後再次清洗，可將豬心表面徹底清洗乾淨；用剪刀或刀沿着豬心的大血管劃開至底，將裏面的瘀血和白筋清理乾淨。

黃芪

補氣健脾功效好

性味 | 性微溫，味甘
歸經 | 入脾、肺經
功效 | 補氣、生津液、滋肺腎
家用補益方法 | 將黃芪 15 克煎湯代茶
飲用，可治身體困倦乏力、氣短。

赤小豆

利水除濕，消腫解毒

性味 | 性平，味甘、酸
歸經 | 歸心、小腸經
功效 | 健脾益胃、利尿消腫
家用補益方法 | 將赤小豆和薏米一起
煮粥食用，利水消腫效果更好。

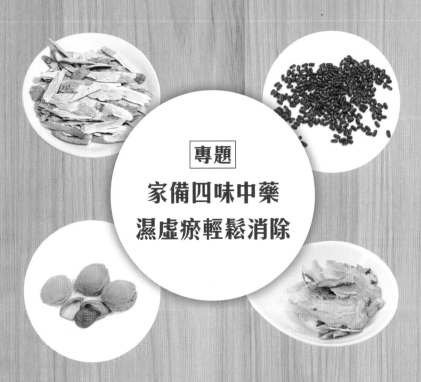

專題
家備四味中藥
濕虛瘀輕鬆消除

桃仁

活血化瘀，通便潤腸

性味 | 性平，味甘、苦
歸經 | 歸心、肝、大腸經
功效 | 活血化瘀，潤腸通便
家用補益方法 | 桃仁、山楂各 8 克，
荷葉半張，煎水，取汁。然後加粳米
50 克煮粥，每天 1 次，連用 1 個月。
此粥具有活血化瘀、清熱解毒的功效。

當歸

補血的聖物

性味 | 性溫，味甘、辛
歸經 | 歸心、肝、脾經
功效 | 補血活血，調經止痛
家用補益方法 | 取當歸 10 克，大棗
30 克，豬血製品 200 克。將豬血洗
淨，切小塊，放入當歸、大棗燉煮，
加適量調料即可。

防治四高，吃進健康

高血壓飲食宜忌

為甚麼會有高血壓

高血壓，是指動脈血壓持續等於或超過 140/90 毫米汞柱（mmHg）。根據高血壓的病因，可分為原發性高血壓與繼發性高血壓。

高血壓的常見症狀

高血壓早期症狀為：頭暈、頭痛、心悸、煩躁、失眠等。嚴重者不但頭痛還伴有噁心、嘔吐、眩暈、耳鳴、心悸氣短、肢體麻木等症狀，最終易導致腦中風、猝死等現象。

治療措施
治療原發疾病，才能有效地控制血壓升高，而原發疾病的治療有時也需要飲食的配合

血管平滑肌細胞膜異常

由某些疾病引起
繼發性高血壓

內分泌系統異常

治療措施
改變不良生活習慣，控制體重，減輕精神壓力，戒煙限酒，低鹽低脂飲食，多吃蔬菜和水果，增加鉀、鈣、膳食纖維等的攝入

大腦和中樞神經異常

心血管系統異常

腎臟異常

由遺傳因素和飲食、生活習慣等因素引起
原發性高血壓
大多數高血壓屬此類

父母中有一方或雙方是高血壓患者

遺傳因素

飲食習慣

吸煙、肥胖、精神緊張壓力大

生活習慣

食鹽過多、高脂飲食、動物蛋白攝入過多、酗酒

高血壓就是吃出來的病

近年來，高血壓的發病率直線上升，並且越來越年輕化。除了不良的生活習慣以外，不良的飲食習慣也是導致高血壓的重要因素。因此，科學合理地控制日常飲食，通過膳食調節控制血壓，對高血壓的防治具有積極意義，還能大大降低腦血管意外和冠心病的死亡率。減少鈉鹽攝入，控制總熱量攝入，控制體重，改變高脂肪、高膽固醇的飲食習慣，提高植物性蛋白質的比例而減少動物性蛋白質的比例等，都是行之有效的降壓手段。

預防高血壓，鈉攝取量每天不超過 5 克

高鹽飲食是高血壓的一大主因，還與糖尿病、骨質疏鬆、胃腸疾病等息息相關。《中國居民膳食指南（2016）》建議健康成人每日攝入食鹽的量不超過 6 克。而對於高血壓患者，每日攝入量最好不超過 5 克。這 5 克，除了包括烹調用的鹽以外，還包括那些高鈉食物中所含的隱形鹽。

> 1 克鈉 =2.5 克鹽　　　1 克鹽 =0.4 克鈉

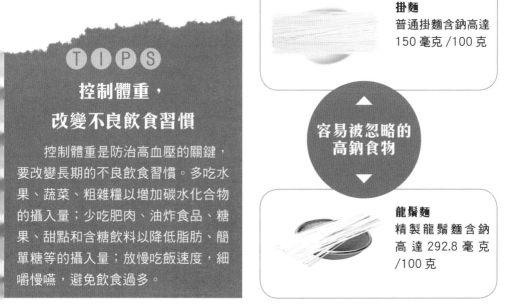

TIPS

控制體重，改變不良飲食習慣

控制體重是防治高血壓的關鍵，要改變長期的不良飲食習慣。多吃水果、蔬菜、粗雜糧以增加碳水化合物的攝入量；少吃肥肉、油炸食品、糖果、甜點和含糖飲料以降低脂肪、簡單糖等的攝入量；放慢吃飯速度，細嚼慢嚥，避免飲食過多。

掛麵
普通掛麵含鈉高達
150 毫克 /100 克

容易被忽略的
高鈉食物

龍鬚麵
精製龍鬚麵含鈉
高達 292.8 毫克
/100 克

第六章 防治四高，吃進健康

每天 3600 毫克鉀，排鈉、防中風

▶ 鉀和鈉的對峙

　　人體內的鉀元素存在於細胞內，鈉存在於細胞外，二者互相平衡才能調節血壓。而當鈉元素過多的時候，需要大量的鉀來排鈉，通過尿液將其排出體外，防止鈉蓄積在人體內造成傷害，血壓得以維持在正常水平，還能減少腦中風的發生。

▶ 3600 毫克鉀才夠用

　　根據《中國居民膳食營養素攝入量（2013）》，要想達到預防高血壓的作用，每天需要攝入 3600 毫克鉀。

▶ 一半以上的鉀應該來自蔬菜和水果

　　蔬菜和水果是鉀的最佳來源，蔬果還可以提供鈣、鎂、膳食纖維、維他命 C 等有助於降壓的物質，以及很多寶貴的抗氧化物質，比如葉綠素、β‑胡蘿蔔素等，保護血管健康。因此高血壓患者的飲食關鍵詞是「多蔬果」，但是在選擇蔬果的時候也要兼顧低鈉、低熱量。

高鉀低鈉蔬菜	青瓜、竹筍、番茄、豌豆苗、馬鈴薯、淮山等
高鉀低熱量水果	橘子、哈密瓜、蘋果、梨、葡萄等
其他高鉀、高膳食纖維食物	各種豆類、全穀物如小米、高粱米、紅豆等

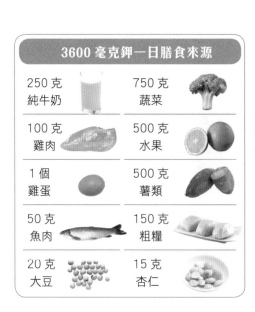

3600 毫克鉀一日膳食來源

250 克純牛奶		750 克蔬菜	
100 克雞肉		500 克水果	
1 個雞蛋		500 克薯類	
50 克魚肉		150 克粗糧	
20 克大豆		15 克杏仁	

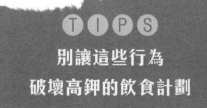

TIPS

別讓這些行為破壞高鉀的飲食計劃

　　如果在補鉀的同時，繼續無視鹽的攝入，火腿、鹹肉、鹹魚照吃不誤，或者繼續大魚大肉高熱量飲食，那麼降壓的願望就很難實現了。高鉀飲食的同時也要注意減鈉降鹽、降熱量。

　　此外，人在生氣、暴怒的時候，血壓容易升高，所以即使吃了很多的高鉀食物，可能發一次火就毀了整個計劃。

鈣、鎂、膳食纖維，促進鈉排泄

飲食是控制血壓最重要的方法之一，這其中的秘密就是食材中所含的一些特殊的降壓營養素。

▶ 適度高鈣有助於保持血壓穩定

血液中的鈣具有降血脂、預防血栓的作用，同時也可以強化、擴張動脈血管，達到降低血壓的功效。

適合高血壓患者的高鈣食物：西芹、椰菜花、紫椰菜、紫菜、黃豆、豆腐、牛奶、酸奶等。

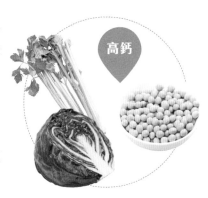

▶ 供給充足的鎂可以避免血壓升高

鎂是維持心臟正常運轉的重要元素，體內鎂含量不足會導致血管收縮，進而使血壓上升。

適合高血壓患者的高鎂食物：燕麥、糙米、紫菜、海帶、花生、核桃、牛奶、黃豆、鯉魚、香蕉等。

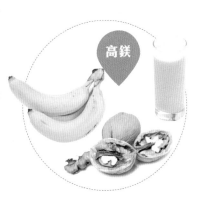

▶ 膳食纖維可幫助排出體內多餘的鈉

膳食纖維能吸附體內多餘的鈉鹽，促使其排出體外，從而達到降血壓的目的。同時，膳食纖維能防治便秘，避免因便秘引起的血壓升高，還能減少機體對膽固醇的吸收，減少其在血管壁上的沉積，防止血管硬化，保持血管彈性，這些對於控制血壓升高都有重要意義。

適合高血壓患者的高纖食物：黃豆、黑豆、紅豆、燕麥、蕎麥、魔芋、薯類、海帶等。

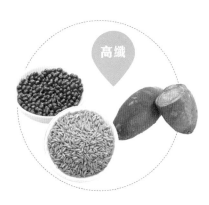

蔬菜要加量，每天至少 750 克

《中國居民膳食指南（2016）》推薦每人每天食用 300 ～ 500 克蔬菜，這是對健康人的推薦。高血壓患者進食蔬菜需要加量，應增加至 750 克，以保證鉀的攝入。

▶ 750 克的蔬菜，僅靠馬鈴薯或番茄供給是不行的

750 克蔬菜中，要有 250 克左右的綠葉菜，額外添加 500 克其他蔬菜，比如番茄、青瓜、萵筍、茄子等。一定要保證綠葉菜的量，因為它可以提供鈣、鎂、鉀、B 族維他命等，能讓營養更全面。

而馬鈴薯、番薯這些澱粉含量高的蔬菜，可能 2 ～ 3 個就滿足了 750 克的量，但提供的營養很單一，加上這類食物熱量相對較高，把它們當作主食吃更好。

再比如 1 個中等大小的番茄就差不多 200 克，如果用 3 ～ 4 個番茄來應付750 克的蔬菜量，就有些自欺欺人了。

正確的吃法是，不能僅吃單一品種的蔬菜，而是要品種多一些，顏色多一些。

▶ 高鈉蔬菜要特別對待

高血壓患者在選擇蔬菜的時候，要特別留意鈉含量高的品種，比如茴香、菠菜、芥菜、茼蒿等鈉的含量相對較高，烹飪這類蔬菜的時候要少放鹽或不放鹽，以實現控鹽的效果。

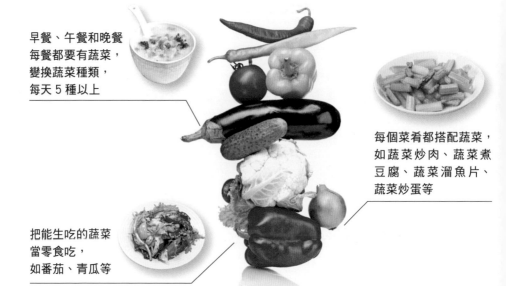

早餐、午餐和晚餐
每餐都要有蔬菜，
變換蔬菜種類，
每天 5 種以上

每個菜肴都搭配蔬菜，
如蔬菜炒肉、蔬菜煮
豆腐、蔬菜溜魚片、
蔬菜炒蛋等

把能生吃的蔬菜
當零食吃，
如番茄、青瓜等

主食多點粗糧和雜豆

主食在膳食結構中應佔主要地位，膳食中有足夠的主食，可避免攝入過多的脂肪類食物，避免肥胖。

根據《中國居民膳食指南（2016）》，成年人每天應攝入的主食量應在250～400克，要增加粗糧、雜豆、薯類的量，減少精白米麵，粗細搭配。

高血壓患者食用主食時還要注意一個問題，如果主食中加了油、鹽，比如各種餅類、包子、花卷、麵條、炒麵、炒餅、炒飯等，那麼在蔬菜、肉類烹調過程中就要注意減少用量，以免攝入過多。

增加大豆和魚類的攝入

不同來源的蛋白質對血壓的影響是不同的，魚類蛋白質富含蛋氨酸和牛磺酸，可幫助降低高血壓和腦中風的發生；大豆及其製品，比如黃豆、黑豆、青豆、豆腐、腐竹等中的優質蛋白質，可預防腦中風的發生，豆類及豆製品中的鈣、鉀同時還可以發揮排鈉降壓的作用。

控制血壓，需要合理補充水分

合理補充水分對於高血壓患者來說很重要，因為水分攝入過少會導致血液濃縮、黏稠度增高，容易誘發腦血栓的形成。高血壓患者可以通過合理飲水的辦法來減少腦中風的發病率。

高血壓患者在喝水過程中要注意不能一次猛喝，以免水分快速進入血液，引發血壓升高、頭暈、噁心、嘔吐等症狀。

應該少量多次慢飲。此外，一些有降壓功效的花草，比如菊花、荷葉等也可以經常泡水飲用，可以輔助降壓。

TIPS
偶爾吃鹹了要多喝水、多吃蔬果來補救

如果吃鹹了，細胞內的水分會減少，引起口渴，這時要多喝點白開水，補充細胞內的水分，也可以喝檸檬水，但是不要喝含糖飲料，因為過多的糖分反而會加重口渴。

蔬菜中鉀的含量較高，比如冬瓜、青瓜等，可以促進鹽分排出。梨、蘋果等水果含鉀量較高，吃鹽多的時候可以適當多吃一些，以利於排鈉。

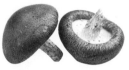
高血壓宜吃食物及食療方

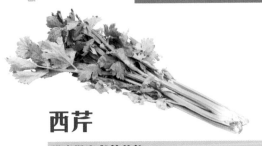

西芹
排出體內多餘的鈉

西芹拌腐竹

材料 西芹 100 克，水發腐竹 50 克。

調料 蒜末 3 克，麻油 5 克，鹽 2 克。

做法

➊ 西芹擇洗乾淨，放入沸水中焯燙，撈出瀝乾水分，切段；腐竹洗淨，用沸水快速焯燙，撈出，瀝乾水分。

➋ 取小碗，加鹽、蒜末、麻油攪拌均勻，調成調味汁。

➌ 取碟，放入西芹段、腐竹段，淋上調味汁拌勻即可。

營養特色

西芹中的鉀有助於排出體內多餘的鈉，幫助降低血壓；腐竹中維他命 E 的含量很高，防止動脈粥樣硬化、抑制血栓形成。

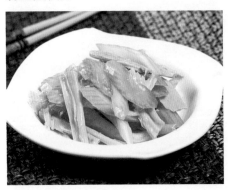

冬菇
低鈉食品，保護血管

西芹冬菇粥

材料 大米 100 克，西芹 50 克，水發冬菇 5 朵，枸杞子 5 克。

調料 鹽 3 克。

做法

➊ 西芹洗淨，切丁；冬菇洗淨，去蒂，切丁；大米洗淨，浸泡 30 分鐘。

➋ 鍋內倒水燒開，倒入大米煮熟。

➌ 另取鍋置火上，倒油燒至六成熱，倒入西芹丁、冬菇丁翻炒，待出香味時盛出，和枸杞子一起加入大米粥中煮熟，最後放鹽調味即可。

營養特色

冬菇屬高鉀低鈉食品，對穩定、降低血壓，保護血管很有益處。

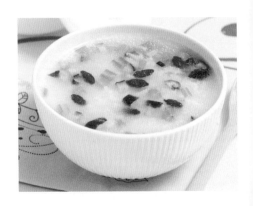

高血壓忌吃食物

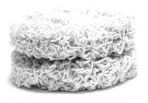

即食麵

忌吃關鍵詞	▶	高熱量、高脂肪、高碳水化合物、飽和脂肪酸、高鈉

- 即食麵是一種高熱量、高脂肪、高碳水化合物的食物，每 100 克即食麵可產生 472 千卡的熱量，含有 61.6 克碳水化合物以及 21.2 克脂肪，高血壓患者不宜食用。

- 即食麵在製作過程中大量使用棕櫚油，其含有的飽和脂肪酸可加速動脈粥樣硬化斑塊的形成。

- 即食麵中含鈉量極高，食用後可升高血壓。

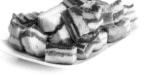

肥肉

忌吃關鍵詞	▶	高脂肪、飽和脂肪酸

- 肥肉的脂肪含量很高，一般的肥豬肉，每 100 克中含有脂肪 88.6 克，其產生的熱量也很高，每 100 克可產生 807 千卡，不利於體重的控制，容易誘發肥胖，是高血壓的主要誘因。

- 肥肉中含有大量的飽和脂肪酸，它可以與膽固醇結合沉澱於血管壁，誘發動脈粥樣硬化等心腦血管併發症。

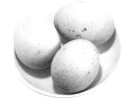

皮蛋

忌吃關鍵詞	▶	高鈉

- 皮蛋在加工製作中加入了大量的鹽和鹼漬，攝入過多對心血管不利，容易使血壓升高，加重高血壓患者的病情。

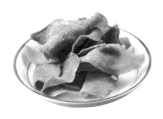

薯片

忌吃關鍵詞	▶	高熱量、高脂肪

- 薯片屬高熱量的食物，食用後容易使人發胖，不利於高血壓病情控制。薯片的脂肪含量很高，高血壓患者過多食用可使血中膽固醇與脂肪含量升高，易導致高脂血症。

糖尿病飲食宜忌

糖尿病是甚麼原因引起的

　　隨着生活水平的提高，很多人的飲食結構以高熱量、高脂肪為主。而熱量攝入過多超過消耗量，則造成體內脂肪堆積引發肥胖，導致糖代謝紊亂，胰島 β 細胞功能受損，引發糖尿病。此外，環境因素、遺傳因素等也是導致糖尿病的重要原因。科學的飲食是糖尿病治療的基礎，任何年齡的糖尿病患者，不論何種類型，都需要控制飲食，並要終身進行。通過科學的調配飲食結構可以使病情得到滿意控制。

糖尿病的常見症狀

　　糖尿病可分為 1 型、2 型、妊娠期、繼發性 4 大類。典型的糖尿病症狀為吃多、喝多、尿多及體重減輕，還有手腳發麻、視覺模糊、黏膜發炎、皮膚傷口不易癒合等現象。血糖值長期偏高，容易引發併發症，如血管硬化、神經病變。

糖尿病的診斷標準

　　糖尿病的重要診斷依據──血糖。血糖即血液中的葡萄糖，診斷糖尿病的依據主要是血糖（靜脈血漿葡萄糖）水平。

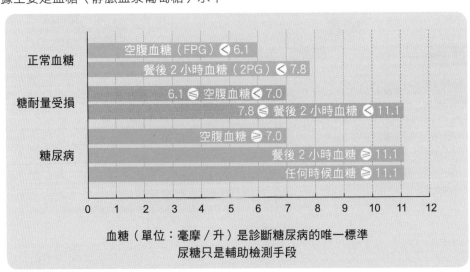

正常血糖
- 空腹血糖（FPG）◀ 6.1
- 餐後 2 小時血糖（2PG）◀ 7.8

糖耐量受損
- 6.1 ◀ 空腹血糖 ◀ 7.0
- 7.8 ◀ 餐後 2 小時血糖 ◀ 11.1

糖尿病
- 空腹血糖 ▶ 7.0
- 餐後 2 小時血糖 ▶ 11.1
- 任何時候血糖 ▶ 11.1

0　1　2　3　4　5　6　7　8　9　10　11　12

血糖（單位：毫摩／升）是診斷糖尿病的唯一標準
尿糖只是輔助檢測手段

多吃中、低 GI 和低 GL 食物

用血糖生成指數（GI）和食物血糖負荷（GL）合理安排膳食，對於調節和控制人體血糖大有好處。

▶ 多選用低 GI 食物

低 GI（0 ～ 55）食物包括豆類（如浸泡後的黃豆、綠豆、扁豆、四季豆）、燕麥麩、乳類等。

一般來説，同類的食物，或者同一種食物採用不同烹調方式，GI 值都有比較大的差異。同樣的食材，烹調時間越長，GI 越高；因此建議糖尿病患者烹飪時多用急火快炒，避免長時間煮燉。

▶ 食物的升糖負荷

食物血糖負荷（GL）= (GI× 碳水化合物的克數）/100

比如：西瓜的 GI 為 72，每 100 克西瓜中含有的碳水化合物為 5.5 克。

那麼，當吃下 100 克西瓜時，食物血糖負荷 GL ＝ 72×5.5/100≈4。

也就是説，雖然西瓜的 GI 值很高，但 GL 值很低，所以只要控制食用量，西瓜對血糖的影響並不大。

大致説來，GI 超過 70 或 GL 超過 20 就不妥，兩者的數值越低越好。

GI 值類別	GI 值範圍
低	≤ 55
中	56 ～ 69
高	≥ 70

GL 值類別	GL 值範圍
低	＜ 10
中	11 ～ 19
高	＞ 20

食物	GI	GL
蕎麥	54	39
饅頭	88	41
麵條	46	28
白飯	83	22
牛奶	28	1
綠豆	27	17
馬鈴薯	62	11

每餐都要有主食，全天總量 150 ～ 350 克

糖尿病患者如果不吃主食或主食進食過少，缺乏葡萄糖來源，人體需要熱量時，就會動員脂肪和蛋白質，使之轉化為葡萄糖，以補充血糖的不足。其中，脂肪在轉化為葡萄糖的過程中會分解生成脂肪酸，當生成的脂肪酸過多時，常伴有酮體生成，它們必須經過腎臟代謝並排出，這會使糖尿病患者出現酮尿，長此以往，糖尿病患者會消瘦、體質下降、抵抗力減弱，很容易出現各種併發症。

因此糖尿病患者不能不吃主食，全天 150 ～ 350 克是安全的。應將每日主食按照一定比例分配成一日三餐，如按早餐佔 1/5，午餐、晚餐各佔 2/5 的比例來分配。

加餐的糖尿病患者可從三餐勻出少許主食作為加餐用，以免全天總熱量超標，特別是上午 10 點左右和晚上臨睡前的加餐十分重要。

吃這些副食時，要注意減少主食和油量

糖尿病患者在吃以下兩種副食時，需要減少主食的量。一種是含糖量過高的副食，如馬鈴薯、淮山、芋頭、蠶豆、豌豆等含糖量在 15% 以上，這些食物不宜吃得太多，否則會直接影響血糖，使餐後血糖升高。另一種是脂肪含量過高的食品，如芝麻醬、蛋黃以及花生、瓜子、榛子、松子仁等，攝入過多對控制血糖很不利。所以，糖尿病患者特別是超重或肥胖的糖尿病患者，在進食以上兩類副食時應將所含熱量計入全天總熱量之中，並分別減少主食及烹調油的攝入量。

40 克西瓜子（帶殼）＝10 克植物油

100 克馬鈴薯＝25 克主食

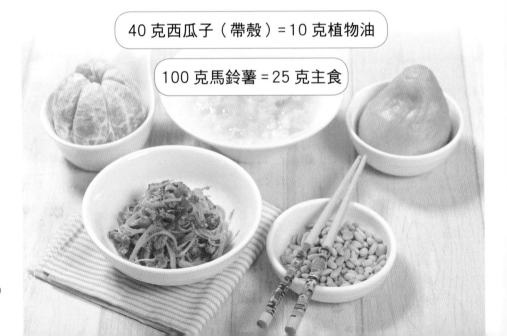

糖尿病患者怎麼吃水果

水果中含有大量維他命、膳食纖維和礦物質，同時含有葡萄糖、果糖和蔗糖。其中，果糖在代謝時不需要胰島素的參與。但是糖尿病患者只有在血糖比較平穩的狀態下才可吃水果，比如說餐後血糖在 10 毫摩 / 升以下時，可適量進食部分水果，而且要在兩餐之間吃，不提倡餐前或飯後立即吃水果。應儘量選擇 GI 低、口感酸甜的水果，比如柑橘、柚子、奇異果等。

若血糖水平持續較高，或近期波動較大，則應暫不食用水果。

此外，也可以在用正餐時和主食進行交換，適當減少主食的攝入量，以水果作為補充。比如，每天吃新鮮水果的量達到 200 ～ 250 克，就要從全天的主食量中減掉 25 克，以免全天攝入的總熱量超標。

少食多餐能避免餐後高血糖又不易餓

少食多餐既可減輕胰腺負擔，又能避免餐後血糖驟然升高，對保持血糖穩定大有好處；大部分糖尿病患者為 2 型糖尿病，耐受低血糖的能力較正常人差，少量進食可避免飲食量超過胰島的負擔而使血糖升得過高；在原有兩餐之間加餐，可以有效預防低血糖的出現；少食多餐能保證營養的吸收和利用，尤其是有胃腸疾患的糖尿病患者，少食多餐還能減少併發症的發生。

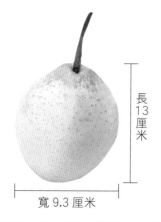

長 13 厘米

寬 9.3 厘米

選用 1 個中等大小的梨（250 克，可食部分約 200 克）作為加餐，上一餐要減少 25 克主食。

TIPS

如何將一天的食量分成 6 頓吃

通常建議糖尿病患者一天進食 6 次，包括早、中、晚三頓正餐，以及上午 10 點左右、下午 3 點左右、晚上 9 點左右的 3 次加餐。

需注意的是，3 次加餐和正餐還是有區別的。加餐時進食量應該比正餐少，適宜吃些低糖水果、全麥麵包、蔬菜等。至於睡前的加餐，除主食外，可配牛奶 1/2 杯或雞蛋 1 個或豆腐 50 ～ 70 克等富含蛋白質、對血糖影響較小的食物，以防止夜間出現低血糖。

每天 400 ～ 500 克蔬菜，控糖降脂

糖尿病患者應多吃蔬菜，才能保證體內必要的營養。尤其是綠葉菜吃得多，不僅有助於控糖，還能幫助降低多種癌症和心腦血管疾病的發生危險。常見的深綠色蔬菜，如小棠菜、菠菜、薺菜、西蘭花、小白菜、通菜等含有豐富的膳食纖維、B 族維他命、維他命 C 和多種礦物質，營養價值較高。

▶ 搭配菌藻

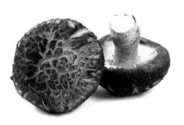

蔬菜每天攝入的種類越多越好，還有菌藻類，如蘑菇、木耳、海帶等，最好每天都有，具有提高免疫力、調節血脂、抗癌、抗血栓等作用。

▶ 蔬菜的「312」搭配

如果每天懶於搭配，那麼不妨把每天應吃的 400 ～ 500 克蔬菜分成 6 份，然後按照「312」的配比來劃分。

3	**1**	**2**
深綠色蔬菜 200~250 克 菠菜、小棠菜、西蘭花、西芹、萵筍等	菌菇類 70~85 克 銀耳、木耳、海帶、冬菇、草菇、平菇等	其他蔬菜 130~165 克 紅蘿蔔、番茄、翠玉瓜、紫椰菜、洋葱等

▶ 涼拌、快炒，全營養又低鹽

對於大部分蔬菜來說，直接生吃、涼拌、用水焯後食用、做餡等都是不錯的方法，能減少用油量，使熱量更低，也能保全更多的維他命。還可以選擇急火快炒或加入麵、湯中煮食，但要注意儘量不油炸。

TIPS
糖尿病一定不能吃糖嗎

一般人對糖尿病有錯誤的認識，以為糖尿病是因為糖吃太多導致的，其實吃糖太多，只是誘發糖尿病的眾多因素之一。不過，含糖食品是血糖主要來源之一，糖尿病患者要控制攝取量，才不會有血糖突然升高的情況出現。

肉最好搭配蔬菜食用

糖尿病患者吃魚、肉類食物要適量，一天總量達 80 ～ 150 克就可以了。可常吃魚肉、禽肉和瘦肉（豬瘦肉、牛瘦肉皆可），可多換着花樣吃，比如今天午餐吃一個去皮雞腿，明天午餐吃一份微波烤裏脊，後天午餐吃一份清蒸魚。至於肉類的烹調方法，應該統一遵循「低脂」的原則，可以涮、蒸、煮，也可以把瘦肉切成肉丁、肉絲和蔬菜一起炒，這樣既能達到葷素搭配的要求，還能比較解饞，不會感覺吃的肉少。

控制飽和脂肪酸攝入

脂肪是導致糖尿病進一步惡化的危險因素，脂肪攝入過多會引發肥胖，肥胖會加重糖尿病的控制難度，甚至引發一系列併發症。因此低脂飲食對糖尿病患者非常重要。

糖尿病患者控制脂肪，首先是控制好烹調用油。烹調用油量每天不超過 30 克，少吃煎、炸等用油多的食物，多用蒸、煮、燉的方式烹調。在植物油的選擇上，菜籽油、橄欖油、山茶油等不飽和脂肪酸含量高，可避免血脂升高。

其次是控制脂肪的來源。飽和脂肪酸容易引發血脂異常，進一步導致血管病變，應該加以限制，比如肥肉、奶油、雞皮、鴨皮等。與此同時，選擇魚類、去皮禽肉、堅果等富含不飽和脂肪酸的食物，有降低血清膽固醇、防止心血管疾病的作用。

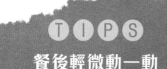

餐後輕微動一動

餐後立即運動容易造成胃腸道血供減少，導致胃蠕動差，排空減弱，影響消化功能，但是也不要一動不動。對糖尿病患者來說，飯後應做一些力所能及的事，1 ～ 2 小時後再適當加大運動量，中等運動強度即可，每次運動30 ～ 60 分鐘，每週 5 次左右。

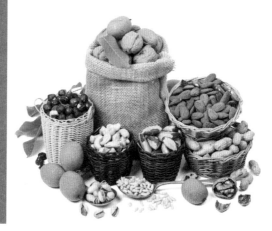

第六章　防治四高，吃進健康

糖尿病宜吃食物及食療方

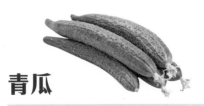

青瓜

抑制糖類轉變成脂肪

青瓜拌木耳

材料 水發黑木耳、青瓜絲各 100 克。

調料 蒜末 3 克,陳醋、鹽、麻油各 2 克。

做法

❶ 水發黑木耳擇洗乾淨,入沸水中焯透,撈出瀝乾,待涼,切絲。

❷ 取小碗,放入陳醋、蒜末、鹽和麻油攪拌均勻,兌成調味汁。

❸ 取碟,放入青瓜絲和黑木耳絲,淋入調味汁拌勻即可。

營養特色 ────

青瓜不參與糖代謝,能代替食物充饑;黑木耳含有甘露聚糖、木耳多糖及膳食纖維,能夠改善胰島的分泌功能,兩者同食,降糖排毒。

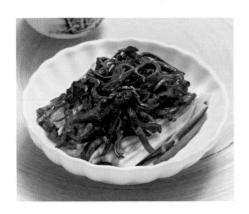

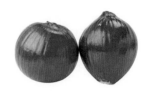

洋葱

降低血液黏度

洋葱炒雞蛋

材料 洋葱絲 200 克,雞蛋 120 克。

調料 鹽 2 克,薑片適量,植物油 3 克。

做法

❶ 洋葱絲用沸水焯燙一下備用;雞蛋加點鹽打散,鍋中放油燒熱,倒入蛋液,炒散成蛋花待用。

❷ 鍋中倒入底油,油熱後加薑片爆香,倒入洋葱絲翻炒,加鹽再翻炒,加蓋 2 分鐘,倒入蛋花略翻炒即可。

營養特色 ────

洋葱中的維他命 C 易被氧化,雞蛋中的維他命 E 可有效防止維他命 C 的氧化。兩者同食,可提高人體對維他命 C 和維他命 E 的吸收率。

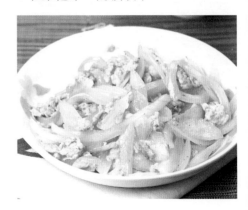

糖尿病忌吃食物

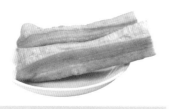

油條

忌吃關鍵詞 ▶ 高鈉、高油脂

- 油條含鈉量較高，每 100 克中含鈉 585.2 毫克，多食可能引起水腫、血壓升高。

- 油條表面裹着大量油脂，不易被消化，腸胃功能較差的糖尿病患者要慎食。

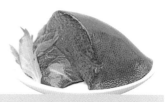

豬肝

忌吃關鍵詞 ▶ 高膽固醇、高鉀、高磷

- 豬肝中膽固醇含量較高，不利於血脂控制。

- 豬肝中含有豐富的鉀和磷，會增加腎臟負擔，不利於腎臟的病情恢復。

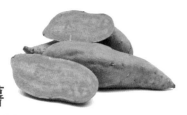

番薯

忌吃關鍵詞 ▶ 高糖

- 番薯中澱粉和糖的含量都較高，糖尿病患者不宜食用澱粉和糖含量過高的食物，因為澱粉和糖都極易使血糖升高，引起血糖的大波動，不利於糖尿病患者控制血糖。

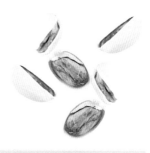

開心果

忌吃關鍵詞 ▶ 高脂肪

- 開心果的脂肪含量很高，熱量極高，糖尿病患者食用後，容易引起血糖升高。

高脂血症飲食宜忌

甚麼是血脂異常

血脂異常是指血脂中的成分指標超出了正常範圍，包括血中總膽固醇和（或）甘油三酯過高，或高密度脂蛋白膽固醇過低，分為高膽固醇血症、高甘油三酯血症、低高密度脂蛋白膽固醇血症以及混合型血脂異常 4 種類型。90% 以上的血脂異常與不健康的生活方式有關，其中飲食與血脂的關係非常密切，調控飲食對於預防和改善高脂血症具有重要意義。

高脂血症的早期信號

一般來說，高脂血症早期並無明顯症狀，絕大多數患者是通過定期的血脂檢查才發現異常的；所以高脂血症重在預防，35 歲以上者每年應做一次體檢。

如果在日常生活中出現頭暈、視力模糊、食欲差、肥胖、腹痛、神疲乏力、失眠健忘、肢體乏力麻木、胸悶、心悸等症狀，很可能是高脂血症的先兆，或者是高脂血症併發症的早期徵兆，應引起重視，症狀嚴重時必須及時去醫院檢查。

此外，高脂血症患者的血脂值過高，膽固醇沉積在血管內壁上導致血管阻塞，很可能引起併發症，包括心腦血管疾病、肝硬化等。這些併發症引發的症狀，都有可能成為高脂血症的症狀。

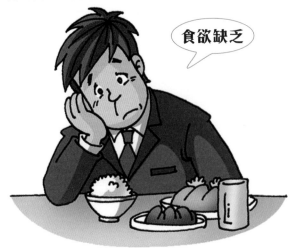

食欲缺乏

頭暈、頭痛、失眠、胸悶氣短、記憶力下降、注意力不集中、健忘、體形偏胖、四肢沉重、肢體麻木或食欲缺乏等症狀，都有可能是高脂血症的前兆。

降低總膽固醇和壞膽固醇，增加好膽固醇

膽固醇攝入過多會沉積在血管壁上，造成血管管腔狹窄，減少心臟和大腦的供血量，從而引發冠心病和腦中風。

總膽固醇是由不同血脂成分組成的，其中最重要的是高密度脂蛋白膽固醇和低密度脂蛋白膽固醇。

高密度脂蛋白膽固醇是好膽固醇，能夠清除體內多餘的壞膽固醇，避免沉積在血管壁上，抗動脈粥樣硬化。低密度脂蛋白膽固醇是壞膽固醇，會在血管壁內沉積，使動脈血管的管腔越來越窄，血流不暢。

因此，飲食中要做到：

❶ 所有的動物性食物都含有膽固醇，進食的動物性食物越多，攝入的膽固醇就越多，因此限制膽固醇的攝入，要少吃動物性食物，尤其是高膽固醇食物，如動物內臟、動物腦、魚子、蟹黃等。

❷ 增加植物固醇的攝入，可降低血清中總膽固醇以及低密度脂蛋白膽固醇的含量。所有植物性食物中都含植物固醇，含量較高的是大豆類、堅果類以及紫蘇油、菜子油等植物油。但植物油每日不宜超過 30 克。

❸ 增加膳食纖維的攝入。膳食纖維在腸道中可與膽汁酸結合，促進其排出體外，從而降低血液膽固醇。膳食纖維在蔬菜和粗糧雜豆、薯類中含量很高。

降低甘油三酯水平

飲食攝入的營養超過人體所需時，過多的熱量就會轉化成甘油三酯囤積起來，因此控制甘油三酯水平要做到以下 4 點：

❶ 控制總熱量。

❷ 控制碳水化合物的攝入量，減少白米、白麵粉、麵條等精製食物的量，因為這些食物進入人體更容易分解而被吸收，導致甘油三酯水平升高。

❸ 限制飲酒，酒精不僅會提供熱量，還會刺激脂肪組織釋放脂肪酸，使肝臟合成甘油三酯和極低密度脂蛋白膽固醇，導致血脂升高。

❹ 蛋糕、蛋撻、起酥麵包、油炸食品等中富含反式脂肪酸，會導致血液中甘油三酯和總膽固醇含量升高，因此要少吃這類食物。

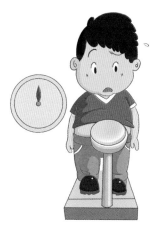

李某身高 1.70 米，體重 80 千克，他的 BMI = 80（千克）÷1.70（米）2 = 27.7，屬超重，應積極控制飲食及鍛煉身體，進行減肥

第六章 防治四高，吃進健康 ●

197

減少脂肪攝取量的烹飪方法

無論哪一種油，每日攝入量都不宜超過 25 克。因此，在烹調當中要注意用油量。根據高脂血症患者低脂、低熱量的飲食要求，下面介紹幾種適合高脂血症患者的烹調方法：

1 選用蒸、煮、拌、煨、燉、汆、涮、熬等烹調方法，不但能防止營養流失，而且可減少烹調油脂。

2 在吃大塊肉時，會不自覺地吃下過量的肉。可將肉切成細絲、丁狀或片狀，再和蔬菜或豆類一起做成半葷半素的菜，可減少肉的攝入量。

3 油溫不宜太高。油溫過高不僅會導致油質變差，也會損失菜肴原料當中的維他命等營養物質。正確的做法是在油剛剛有一點冒煙的時候便放入食材。

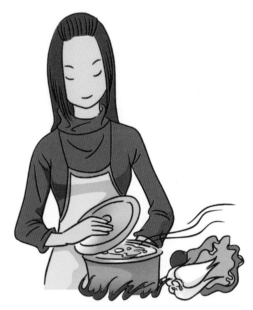

不宜選用炸、紅燒、烤、煎、燻等烹調方法，因為這些烹調方法會增加油脂的攝入量，使血脂升高。

選擇魚、去皮禽肉、瘦肉、豆製品等優質蛋白質食物

膳食中增加優質蛋白質的供給，可以平衡脂肪、碳水化合物、蛋白質的比例，有利於調節血脂的水平。蛋白質的來源非常重要，含優質蛋白質的食物有蛋類、瘦肉類、去皮禽肉、魚類、堅果類、豆類等。這些食物含有豐富的不飽和脂肪酸，有助於降低血液中膽固醇和甘油三酯的含量，對於高脂血症患者降低血脂有一定的效果。

多吃新鮮的深色蔬菜，促進脂肪代謝

與淺色蔬菜相比，深色蔬菜中的紅蘿蔔素、維他命 B₂ 和維他命 C 含量比較高，深色蔬菜中的膳食纖維和具有抗氧化功效的植物化學物，有利於脂肪代謝，所含的維他命和礦物質具有降低血脂和血液黏稠度的作用。

▶ **常見的綠色蔬菜**

▶ **紅色、橘紅色、紫紅色蔬菜**

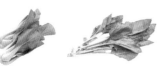

| | | | |

小棠菜　　　菠菜　　　西芹　　　　番茄　　　紅蘿蔔　　　南瓜

空心菜　　　韭菜　　　西蘭花　　　紅辣椒　　　紫椰菜

富含維他命 C 的低熱量水果，促進膽固醇降解

維他命 C 含量高的水果（每 100 克含量）	
番石榴 65 毫克	奇異果 62 毫克
草莓 47 毫克	金橘 35 毫克
木瓜 43 毫克	葡萄 25 毫克

維他命 C 可促進膽固醇降解，將其轉變為膽汁酸，從而降低血清膽固醇水平，還可增加蛋白酯酶活性，加速血清極低密度脂蛋白、甘油三酯的降解。應適當選擇熱量低、維他命 C 含量高的水果。

高脂血症患者要常飲茶

實驗研究證明，常飲各種茶葉均有調節血脂、促進脂肪代謝的功效。因為茶葉中含有茶鹼和鞣質，不僅有興奮神經、利尿、清暑等功效，更重要的是它還能有效地調整脂代謝紊亂，有去脂去膩、消食減肥的功效；而且它所含的兒茶素、茶多酚、維他命 C 及芸香苷有增強血管彈性、防止脂質沉積的作用。這些均表明，茶葉的瘦身效果是通過「去脂」的途徑來實現的。

第六章 防治四高，吃進健康 ●

199

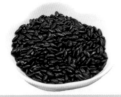

黑米

減少動脈弼樣硬化危險

黑米粉饅頭

材料 麵粉 50 克，黑米粉 25 克。

調料 酵母適量。

做法

❶ 酵母用 35℃左右的溫水化開並調勻；麵粉和黑米粉倒入盆中，慢慢地加酵母水和適量清水攪拌均勻，揉成光滑的麵糰。

❷ 將麵糰平均分成若干小麵糰，製成饅頭生坯，發酵 30 分鐘，放入沸水蒸鍋中蒸 15 ～ 20 分鐘即可。

營養特色

黑米的提取物花色苷類化合物和不飽和脂肪酸可顯著降低血清甘油三酯、總膽固醇、低密度脂蛋白膽固醇的濃度，從而降低血脂水平。

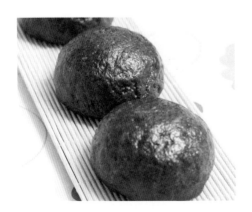

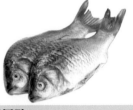

鯽魚

清除血管壁膽固醇

鯽魚燉豆腐

材料 鯽魚 500 克，硬豆腐 100 克。

調料 葱花、蒜片、薑片、花椒粉、醬油、醋、鹽各適量，植物油 4 克。

做法

❶ 鯽魚去鰓，去內臟，洗淨；硬豆腐洗淨，切塊。

❷ 炒鍋放植物油，待油溫燒至四成熱，放入鯽魚兩面煎熟，下葱花、蒜片、薑片、花椒粉炒出香味。

❸ 淋入醬油和醋，放入豆腐和適量水與鯽魚一同燉 15 分鐘，用鹽調味即可。

營養特色

鯽魚含有豐富的微量元素鋅，不僅能夠減少甘油三酯的含量，還能清除血管壁上的膽固醇，有效預防高脂血症。

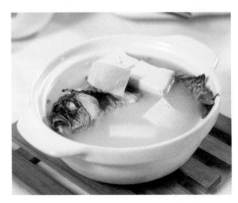

高脂血症忌吃食物

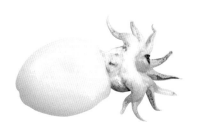

墨魚

忌吃 關鍵詞	▶ 膽固醇

- 墨魚的膽固醇含量很高，過多攝入會加重高脂血症患者的脂類代謝紊亂，極易引發動脈粥樣硬化，導致心、腦等重要器官的血液供應不足，致使這些組織氧氣和重要的營養物質供應缺乏。

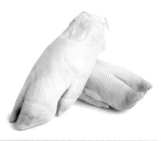

豬蹄

忌吃 關鍵詞	▶ 高熱量、高脂肪

- 豬蹄是高熱量、高脂肪的肉食，高脂血症患者若攝入過多脂肪會使血液中的膽固醇濃度持續升高，並影響其他臟器，最終引發併發症。因此高脂血症患者不宜食用豬蹄。

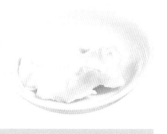

豬油

忌吃 關鍵詞	▶ 飽和脂肪酸和膽固醇

- 豬油中飽和脂肪酸和膽固醇含量較高，高脂血症患者食用過多易導致動脈粥樣硬化，還可引發糖尿病、高血壓、冠心病等心腦血管併發症。

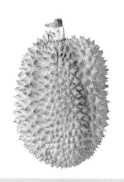

榴槤

忌吃 關鍵詞	▶ 高糖

- 榴槤的含糖量很高，過量的糖分攝入會在體內轉化為內源性甘油三酯，使血清甘油三酯濃度升高，故高脂血症患者應儘量不吃或少吃。

痛風飲食宜忌

痛風是怎麼回事

　　高尿酸血症是人體內嘌呤物質的新陳代謝發生紊亂，尿酸的合成增加或排出減少而造成的。血液中尿酸長期增高是痛風發生的關鍵原因，當血液中的尿酸鈉長時間處於飽和狀態時，在如勞累、肥胖、高嘌呤飲食、酗酒等條件的激發下，就會導致體液中溶解的尿酸鈉形成結晶，沉積在關節、腎臟和身體內的其他組織中，誘發痛風性關節炎、痛風結節，甚至痛風性腎病等併發症。

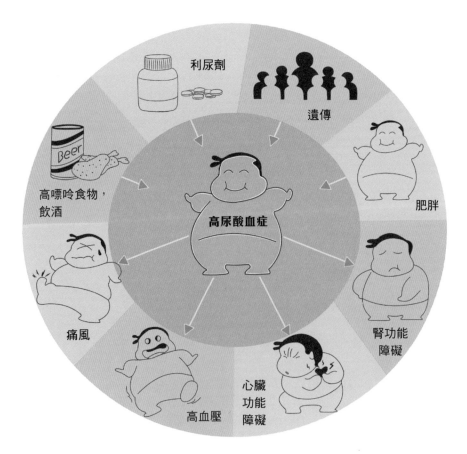

原因：高嘌呤食物、利尿劑、遺傳、肥胖
危害：腎功能障礙、心臟功能障礙、高血壓、痛風

痛風的主要症狀

痛風的症狀為關節發炎、紅腫、發熱、脹痛。一開始發作，以足部大拇趾關節最常見，其次為腳踝關節、腳跟、腳背、膝關節，其他如腕關節、指關節、肘關節，也可能受到侵犯。

痛風發作速度快，多發於夜間，患者常在半夜因劇痛驚醒，通常要數小時，甚至數日症狀才可以緩解。

親近低嘌呤、適量中嘌呤、拒絕高嘌呤

健康人的每日嘌呤攝入量為 600 ～ 1000 毫克。為預防高尿酸血症，低嘌呤飲食要求嘌呤攝入量每日不超過 400 毫克。急性發作期，嘌呤攝入量應控制在每日 150 毫克以下。

每 100 克食物中嘌呤含量小於 25 毫克的食物為低嘌呤食物，嘌呤含量為 25 ～ 150 毫克的為中嘌呤食物，大於 150 毫克的為高嘌呤食物。

一般來説，在急性發作期，要選擇低嘌呤食物，以牛奶、奶製品、蛋類、蔬菜、水果、細糧為主；緩解期，可適量選擇中嘌呤食物，比如肉類合計每天不超過 120 克，但不要集中在一餐進食；高嘌呤食物則要儘量避免。

低嘌呤食物	大麥、小麥、小米、大米、糙米、粟米、芥蘭、韭菜、白菜、紅蘿蔔、哈密瓜、檸檬、橙、橘子、桃、西瓜、鴨梨、葡萄、菠蘿、石榴等
中嘌呤食物	雞肉、鴨肉、豬瘦肉、牛肉、羊肉、草魚、鯉魚、鱔魚、菠菜、豆腐、豆漿、扁豆、黑豆、綠豆、豌豆、金針菇、海帶等
高嘌呤食物	動物腦、動物內臟、牡蠣（蠔）、蛤蜊（蜆）、白帶魚、沙丁魚、鳳尾魚、鰱魚、鯡魚以及各類濃湯（雞湯、肉湯、火鍋湯）、酵母粉等

多吃成鹼性食物，促進尿酸排泄

大部分痛風患者尿液 pH 值較低，尿酸過飽和容易出現腎結石，多吃成鹼性食物可使尿液 pH 值升高，從而降低尿酸。含有較多的鉀、鎂、鈣等元素的食物，可以在體內生成鹼性離子，稱為成鹼性食物，如各類蔬菜、水果、海帶等，都對痛風治療有利。

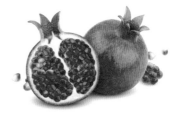

蛋白質、脂肪和碳水化合物需要多少量

避免和治療肥胖對於痛風的治療至關重要，因此要限制總熱量，保持適宜體重。在總熱量限制的前提下，蛋白質不宜過多，佔比 10%～ 15% 為宜（每千克體重 0.8～ 1.0 克蛋白質），每日肉類總量不超過 150 克，過量的蛋白質會使嘌呤含量增加、尿酸增加，誘發痛風發作。脂肪佔比控制在 30% 以內即可，碳水化合物供給要充足，可防止產生酮體，佔比可達到 55%～ 65%。

多喝水，促進尿酸排泄

多喝水可以促進尿酸排出，預防尿酸腎結石的發生，痛風患者每天的飲水量應達到 2000 毫升；在急性發作期或伴有腎結石者，每天可飲水 3000 毫升，以保證排尿量，有利於尿酸的排出。對於痛風患者而言，最安全和健康的飲料就是白開水，輔助喝一些淡茶水也是可以的。

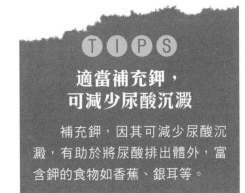

TIPS

適當補充鉀，可減少尿酸沉澱

補充鉀，因其可減少尿酸沉澱，有助於將尿酸排出體外，富含鉀的食物如香蕉、銀耳等。

黃豆嘌呤高，應該怎麼吃

豆類被稱為「植物蛋白質」，可見其營養價值之高。但豆類嘌呤含量也較高，按傳統意義，同樣不太適合痛風患者食用。事實上，可以通過一些烹飪方法降低其嘌呤含量，再「為我所用」。

▶ 做成豆製品

將豆類做成豆製品，如做豆腐需要用到水，在經過很多的工序以後，其嘌呤含量已經大大降低，痛風患者便可以食用；也可以將豆類打成豆漿飲用，既可增加營養的攝取，也不會增加患痛風的風險——打豆漿要在豆子中添加大量水，豆中的嘌呤已被稀釋，而且每日喝豆漿的量不會很大，不會引起體內嘌呤的明顯增加。

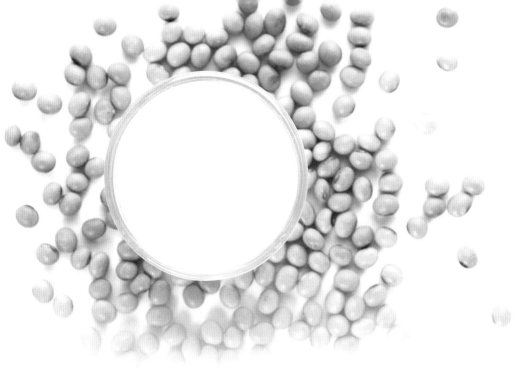

痛風患者在打豆漿時，不要添加紅糖，否則
會破壞豆漿的營養，增加吸收的難度

▶適量添加於主食中

豆類對健康很重要，如果想避免攝入過多的嘌呤，每天選擇適量的豆類加在主食中，也是不錯的選擇。如在煮粥時加一小把豆類，還有調節食欲的作用。

▶選擇納豆

與黃豆相比，納豆的消化吸收率更高（納豆是黃豆經納豆黴發酵後而成，吸收率可達 90%），它所含的獨特的酶——納豆激酶，有顯著的溶解血栓功能，能幫助機體排除體內多餘膽固醇、分解體內脂肪酸，還可以幫助異常血壓恢復正常，對預防「三高」、肥胖和痛風都有很好的功效。

TIPS
血尿酸高的人，如何吃豆製品

血尿酸高的人可以適量吃豆製品，是說它可以替代魚肉類食品，但蛋白質和嘌呤總量不能增加，不能在吃魚、肉類之外再加豆製品。豆製品的攝入量也要控制，建議限制在每日 30 克大豆之內，換算成水豆腐不超過 120 克；如果喝豆漿無不良反應，建議不超過 1 杯。不建議服用蛋白粉類產品，少吃仿肉豆製品，不吃豆腐油炸、滷製等做成的小零食。如果食用某種食品後身體有任何不適，應立刻停止進食。

第六章 防治四高，吃進健康

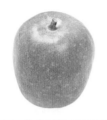

冬瓜

利小便，促進尿酸排泄

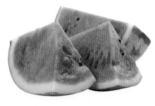

西瓜

降低血中的尿酸

冬瓜海帶湯

材料 冬瓜 150 克，海帶 50 克。

調料 鹽 2 克，葱段 5 克。

做法

❶ 冬瓜洗淨，去皮、去瓤，切塊，冬瓜皮洗淨；海帶泡軟洗淨，切條。

❷ 鍋內倒適量清水，放入冬瓜、冬瓜皮、海帶煮沸 20 分鐘，撒上葱段，放鹽調味，挑出冬瓜皮即可。

營養特色

這道湯富含膳食纖維，熱量不高，不僅具有利尿功效，而且可以促進體內廢棄物的排出，避免尿酸升高，有利於減肥。

西瓜橘子番茄汁

材料 橘子、西瓜各 80 克，番茄 50 克，檸檬半個。

調料 蜂蜜少許。

做法

❶ 橘子去皮，去籽；番茄洗淨，去皮，切小塊；西瓜、檸檬洗淨，去皮、去籽，切塊。

❷ 將橘子、番茄、西瓜、檸檬倒入榨汁機中，攪打成汁，倒入杯中，加入蜂蜜攪勻即可。

營養特色

此款果汁富含礦物質及維他命，口味清淡，可促進新陳代謝，增強抵抗力，利尿，幫助降低血尿酸濃度。

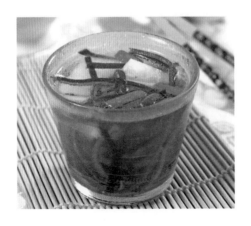

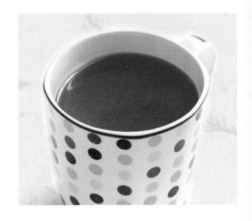

痛風忌吃食物

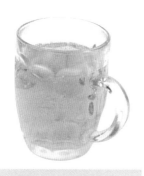

啤酒

| 忌吃關鍵詞 | ▶ | 烏苷酸 |

- 啤酒本身的嘌呤含量不高，但是它含有較多的烏苷酸，經過人體代謝後可產生嘌呤，最後變成尿酸，不利於痛風患者的病情控制。

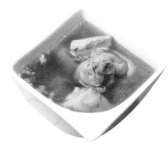

雞湯

| 忌吃關鍵詞 | ▶ | 高嘌呤 |

- 雞湯含有很多的嘌呤類物質，而痛風是由於人體內的嘌呤物質發生代謝紊亂而致，含這類物質的食物都是痛風患者應忌食的，所以痛風患者不宜食用雞湯。

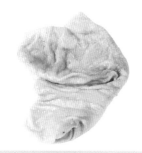

豬肚

| 忌吃關鍵詞 | ▶ | 高鈉、高膽固醇 |

- 每 100 克豬肚中含膽固醇 165 毫克，含鈉 75.1 毫克，含嘌呤 132.4 毫克。可見，豬肚所含膽固醇和鈉都比較高，也富含嘌呤，不適合痛風患者食用。

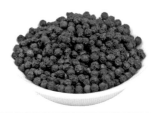

胡椒

| 忌吃關鍵詞 | ▶ | 刺激性 |

- 胡椒、辣椒、花椒、芥末、生薑等熱性調料均具有強烈的刺激性，可興奮自主神經，從而誘使痛風發作。

紅花三七花茶

平肝清熱，降血壓

材料 | 紅花 5 克，三七花 1 克。
做法 | 將紅花、三七花放入杯中，倒入沸水，蓋蓋子悶泡約 5 分鐘後即可飲用。

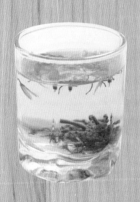

粟米鬚綠茶飲

輔助降糖降脂

材料 | 粟米鬚 15 克，綠茶 3 克。
做法 | 粟米鬚用水沖洗乾淨，備用；將玉米鬚放杯中，沖入沸水 250 毫升，加蓋稍悶 1 分鐘，加入綠茶，搖動杯子，讓水浸潤綠茶，30 秒鐘後即可飲用。

專題

花草茶方，調理四高有奇效

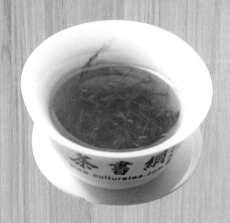

葛根茶

預防痛風復發

材料 | 葛根 50 克。
做法 | 砂鍋中加水，放入葛根煎煮 10 ～ 15 分鐘，代茶飲用即可，每日 1 次。

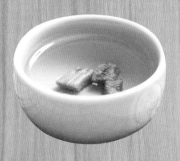

第七章

其他常見慢性病，防治飲食宜忌全攻略

慢性阻塞性肺病飲食宜忌

甚麼是慢性阻塞性肺病

所謂「阻塞」就是氣道阻塞，呼吸困難。慢性支氣管炎、肺氣腫，都屬慢性阻塞性肺病（簡稱「慢阻肺」）的表現，可進一步發展為肺心病和呼吸衰竭。對於慢阻肺，除了改善環境衛生，避免煙霧、粉塵和刺激性氣體的影響外，飲食調理也很重要。

減少主食攝入，減輕肺部負擔

減少主食的攝入，可更好地減輕肺部負擔；因為主食中所含的碳水化合物產熱會製造出更多的二氧化碳，增加肺部負擔，所以尤其要減少主食中精製米麵，以及甜食、含糖飲料、各種糖果和餅乾、水果罐頭等的攝入。

增加脂肪攝入

慢性阻塞性肺病患者熱量消耗大，要增加脂肪的攝入量來提供熱量，有利於改善肺組織結構以及提升免疫功能，脂肪攝入量可佔總熱量的 30%～35%，攝入過少會讓呼吸負擔加重。但是脂肪要以不飽和脂肪酸為主，首先植物油的選擇上，要選不飽和脂肪酸含量較多的，如橄欖油、茶油、菜籽油等。在食物的選擇上，可選擇魚蝦類、禽肉、奶和奶製品，以及適量堅果（每天 15～20 克）。

辛辣刺激性食物會加重症狀

在乾燥的季節裏，慢性阻塞性肺病患者肺部的不適感可能更為明顯，而若食用辛辣刺激性食物，會加重不適症狀。此時應多喝水和湯粥等流食，多食用潤肺食物，而應避免食用辛辣刺激性的食物，如洋葱、大蒜、辣椒等調味料，以及雪糕、雪條、冷飲、凍西瓜等生冷食物。

慢性阻塞性肺病宜吃食物及食療方

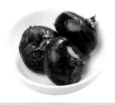

馬蹄

清熱滋陰，止咳

馬蹄冰糖藕羹

材料　馬蹄 200 克，蓮藕 150 克。

調料　冰糖適量。

做法

❶ 馬蹄洗淨，去皮；蓮藕洗淨，切小塊。

❷ 砂鍋加水適量，將馬蹄、藕塊同入鍋中，小火煮燉 20 分鐘，加入冰糖再燉 10 分鐘，起鍋即可。

營養特色

這道羹中選用的馬蹄和蓮藕都有清熱滋陰的功效，適用於緩解肺熱咳嗽、肺炎、阻塞性肺病等疾病。

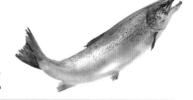

鮭魚

富含高蛋白，易於吸收

清蒸鮭魚

材料　鮭魚 300 克。

調料　葱段、葱絲、薑片、鹽、料酒及蒸魚豉油各適量。

做法

❶ 鮭魚去鱗和鰓，洗淨，切段。

❷ 取葱段、薑片、料酒和鹽，將鮭魚醃製 30 分鐘，放入蒸籠蒸 20 分鐘。

❸ 鮭魚裝碟，放葱絲，淋上蒸魚豉油即可。

營養特色

鮭魚含有的高蛋白屬易消化吸收的優質蛋白質，清蒸食用十分健康，還能為人體提供豐富的營養，增強人體抵抗力。

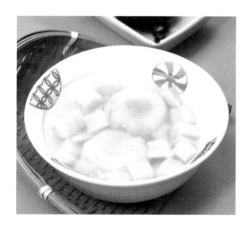

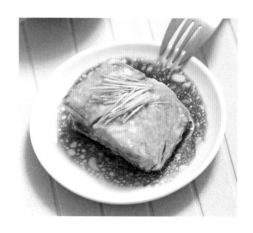

第七章 其他常見慢性病，防治飲食宜忌全攻略

慢性胃炎飲食宜忌

甚麼是慢性胃炎

與急性胃炎相比，慢性胃炎是由不同原因導致的慢性胃黏膜炎症，具有病程長、反復發作、時輕時重的特點。一般分為慢性淺表性胃炎、慢性萎縮性胃炎和慢性肥厚性胃炎，情緒因素、天氣因素和飲食因素是引發慢性胃炎的幾大主因。

慢性淺表性胃炎，多吃富含鹼性離子的食物和加鹼麵食

慢性淺表性胃炎，大多數平時無特殊症狀，可表現為餐後上腹部不適或腹脹，有時候消化不良，伴輕度噁心、反酸、噯氣。飲食最重要的原則就是不要食用過多酸味食物，要減少胃酸分泌，適量吃一些富含鹼性離子的食物，如馬鈴薯、冬菇、紅蘿蔔、海帶、橘子、香蕉、柿子、草莓等，還可以多食用加鹼的麵條、饅頭等，以更好地中和胃酸。還要注意選粗纖維少、易消化、營養豐富的食物；避免刺激性食物，如烈性酒、濃咖啡、濃茶、辣椒、生蒜等，同時避免過硬、過酸、過辣、過鹹、過燙的食物。

慢性萎縮性胃炎，多吃原汁濃湯和酸味水果

慢性萎縮性胃炎發作時，可能會厭食、食欲差，出現慢性進行性消瘦、貧血、舌萎縮等。在飲食調理方面，應注意刺激胃酸分泌，可食用去油的肉湯、雞湯，帶酸味的水果或果汁，有增加胃酸分泌的作用，還可以適當增加糖醋類食物攝入，比如糖醋裏脊、糖醋魚等。

別選擇太「粗」的東西，以免傷害胃壁

大部分胃炎患者的胃黏膜不同程度都會受損，因而也變得較為脆弱；所以要選擇細軟、清淡的飲食，減少對胃黏膜的刺激，有助於病情的減輕和好轉，尤其是在胃炎急性期，粗雜糧和高膳食纖維的食物要禁食。粗糧雖好，可是不適合胃不好的人吃。

慢性胃炎宜吃食物及食療方

豬肚
暖胃除寒

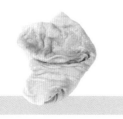

胡椒豬肚湯

材料 淨豬肚 1 個，豬骨頭 200 克。

調料 鹽、胡椒粒、芫茜末各適量。

做法

❶ 豬肚洗淨；豬骨頭洗淨，入沸水中汆燙，撇去浮沫，撈出；將胡椒粒放在乾淨紗布裏，紮緊，塞進豬肚裏。

❷ 取砂鍋，將豬骨頭放在底層，然後放豬肚，倒入適量水，大火燒開，撇去浮沫，改小火繼續熬煮；豬肚變顏色後撈出，取出紗布包；湯不要倒掉，繼續小火熬煮；此時將豬肚切絲，重新放入湯中，放適量鹽，沸騰後，放芫茜末調味即可。

營養特色

豬肚和胡椒都屬溫熱的食材，可以除寒養胃，調理慢性胃炎。

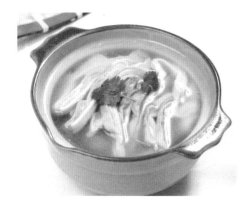

豆角
促進胃腸蠕動

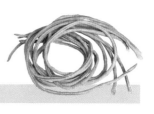

肉末炒豆角

材料 豆角 150 克，豬瘦肉 75 克。

調料 葱花、蒜末各 5 克，鹽 2 克。

做法

❶ 豆角擇洗乾淨，切段；豬瘦肉洗淨，剁成肉末。

❷ 炒鍋置火上燒熱，倒入植物油，炒香葱花，放入肉末煸至變色，下入豆角段翻炒均勻，淋入少許清水，燒至豆角段熟透，加入鹽和蒜末，炒至聞到蒜香味即可。

營養特色

豆角所含 B 族維他命能維持正常的消化腺分泌和胃腸道蠕動，可幫助消化。將肉處理成肉末，與豆角同食，可補充蛋白質，並易於消化，調理慢性胃炎。

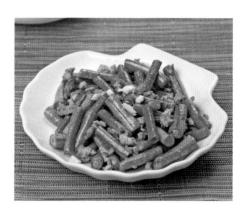

膽囊炎飲食宜忌

甚麼是膽囊炎

飲食應該有規律，定時定量，若長期不吃早餐容易患膽囊炎和膽結石。因為不吃早餐，到中午進餐，空腹時間較長，會減少膽汁的分泌，導致膽汁成分發生變化，而膽固醇則處於飽和狀態，就容易在膽囊中沉積，形成膽結石。如果平時飲食中的油脂過多會造成膽汁中膽固醇、膽鹽含量高，久而久之，就會刺激膽囊壁，形成膽囊壁增厚、粗糙，進而引起膽囊炎。

膳食纖維是排出膽汁酸的推手

常食富含膳食纖維食物的人群很少患膽囊炎，因為這些食物如綠葉蔬菜、水果、粗糧等，既有利膽作用，又可刺激腸蠕動，有利於通便，還能吸附腸道內的膽汁酸，增加膽鹽排泄，抑制腸內膽固醇的吸收，減少形成膽結石的機會，避免膽囊炎的發生。

用豆類及豆製品和魚蝦代替肉，補充蛋白質

過多的動物脂肪會刺激膽囊收縮，而肉裏的大量膽固醇會增加膽結石的危險。所以，膽囊炎患者要少吃肉，最好用富含大豆卵磷脂的豆製品來替代，配合魚蝦類和低脂肪奶製品來補充蛋白質。

攝入甜食不要過量

糖攝入過量，會增加胰島素的分泌，加速膽固醇的積累，造成膽汁內膽固醇、膽汁酸、卵磷脂三者之間的比例失調。還有，糖過多還會自行轉化為脂肪，使人發胖，進而引起膽固醇分泌增加，促使膽結石的發生。因此，吃甜食一定注意不要過量。

TIPS
一天多吃幾頓，每頓別太飽

東晉醫藥學家葛洪所著的《抱朴子》中說「食欲數而少，不欲頓而多」「凡食以少為益」。是指吃東西要少食多餐，反之則會傷身。具體來說，飽餐和暴飲暴食會促進膽汁大量分泌，膽囊強烈收縮，誘發絞痛和炎症。少食多餐的大概做法，就是每2～3小時進食1次，量不宜過多，可以維持膽汁的正常分泌，緩解急性膽囊炎。

膽囊炎宜吃食物及食療方

粟米
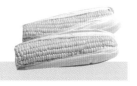
降低血液膽固醇

豆角粟米

材料 鮮粟米粒、豆角各 150 克，紅蘿蔔 25 克。

調料 葱末、蒜末、鹽、水澱粉、料酒、素高湯各適量。

做法

❶ 豆角洗淨，去頭尾，切小段；紅蘿蔔洗淨，去皮，切丁。

❷ 鍋中倒油燒熱，爆香葱末、蒜末，加豆角段炒軟，倒入紅蘿蔔丁翻炒。

❸ 倒入粟米粒炒勻，加料酒、素高湯、鹽炒熟，用水澱粉勾芡即可。

營養特色 ——————

粟米中亞油酸的含量高，和粟米胚芽中的維他命 E 協同作用，可降低血液膽固醇濃度，預防膽囊炎。

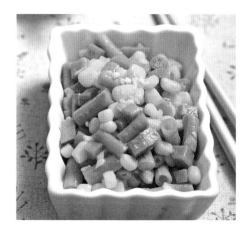

紅蘿蔔
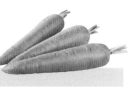
避免形成膽結石

紅蘿蔔燴木耳

材料 紅蘿蔔 200 克，水發木耳 50 克。

調料 薑末、葱末各 5 克，鹽 2 克，料酒、白糖、生抽各適量。

做法

❶ 紅蘿蔔洗淨，去皮，切片；木耳洗淨，撕小朵。

❷ 鍋內倒油燒至六成熱，放入薑末、葱末爆香，下紅蘿蔔片和木耳翻炒。

❸ 加入料酒、生抽、鹽、白糖，翻炒至熟即可。

營養特色 ——————

紅蘿蔔含有豐富的胡蘿蔔素，進入人體後可轉化成維他命 A，避免形成膽結石；木耳可清除體內的膽固醇和毒素。二者一起食用可補充營養，預防膽囊炎。

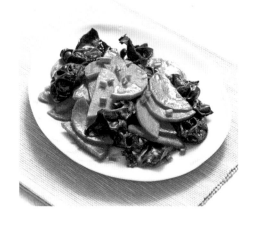

脂肪肝飲食宜忌

甚麼是脂肪肝

脂肪肝是脂質（主要是甘油三酯）在肝臟內過多沉積所致。肝臟是脂肪代謝的場所，當攝入的脂肪超過肝臟工作負荷時，過多的脂肪在肝臟內堆積，就會形成脂肪肝。

膳食纖維不能少，從粗糧裏獲取的更好

膳食纖維可潤腸排毒，降低毒素堆積對肝臟的損害，防止肝癌的發生。膳食纖維還能抑制人體吸收多餘的脂肪和膽固醇，將血液中的甘油三酯和膽固醇控制在理想水平，減少脂肪肝的發生率。膳食纖維主要來自於植物的細胞壁，燕麥、大麥、蕎麥、番薯等粗糧的膳食纖維含量較高。

積極攝入優質蛋白

高蛋白飲食能避免體內蛋白質的損耗，有利於肝細胞的修復與再生，防止肝細胞進一步受損害，如果體內蛋白質的供給不足，只會加重病情。

在選擇蛋白質的時候要以優質蛋白質為主，每天 1 杯奶（約 300 克）、1 個雞蛋（約 50 克）、50 克雞肉、100 克魚蝦海產品、100 ～ 150 克豆腐，基本就能保證蛋白質的需求了。此外，堅果中的蛋白質含量也比較豐富，但脂肪含量高，所以建議每天食用去殼一小把的量，約 20 克。

戒酒或限制飲酒是重中之重

酒能助火動血，長期大量飲酒，尤其是烈性酒，容易導致肝臟對脂肪酸的分解和代謝發生障礙，肝內脂肪酸就容易堆積，很容易導致肝臟疾病的發生。

酒精性肝病在初期通常表現為脂肪肝，進而發展成為酒精性肝炎、酒精性肝硬化。長期飲酒更會加重肝硬化的病情，並引起出血現象。

脂肪肝宜吃食物及食療方

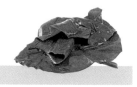

海帶
降低膽固醇

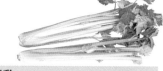

西芹
刺激腸道蠕動

海帶燉豆腐

材料 豆腐 200 克，海帶 100 克。

調料 鹽、葱花、薑末、植物油各適量。

做法

❶ 將海帶用溫水泡發，洗淨，切成塊；豆腐先切成大塊，放入沸水中煮一下，撈出，待涼，切成小方塊。

❷ 鍋內倒入適量油，待油燒熱時，放入薑末、葱花煸香，然後放入豆腐塊、海帶塊，加入適量清水大火煮沸，再加入鹽，改用小火燉，一直到海帶、豆腐入味時出鍋即可。

營養特色 ────

海帶富含碘、牛磺酸、褐藻酸等，可降低血液及膽汁中的膽固醇；豆腐富含優質蛋白質，可保護肝細胞，並能促進肝細胞的修復與再生，此菜品適合脂肪肝患者食用。

銀耳拌西芹

材料 乾銀耳 10 克，西芹 250 克。

調料 蒜末、鹽、白芝麻各適量，麻油 3 克。

做法

❶ 乾銀耳用溫水泡發，擇洗乾淨，入沸水中焯透，撈出，過涼，瀝乾水分，撕成小片；西芹擇洗乾淨，放入沸水中燙熟，撈出，過涼，瀝乾水分，切段。

❷ 取盤，放入銀耳和西芹段，加蒜末、鹽、麻油、白芝麻拌勻即可。

營養特色 ────

西芹中的膳食纖維能刺激腸道蠕動，加速身體廢物排出，避免脂肪堆積。

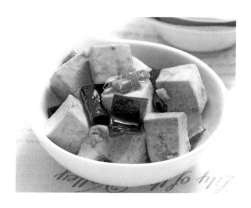

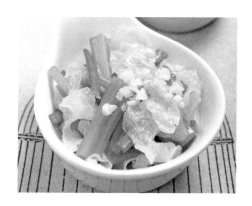

第七章 其他常見慢性病，防治飲食宜忌全攻略 ●

甲亢飲食宜忌

甚麼是甲亢

甲狀腺功能亢進簡稱甲亢，是由多種原因引起的甲狀腺激素分泌過多所致的內分泌疾病。主要症狀為易激動、神經過敏、失眠緊張、多汗、怕熱、多食易饑、大便次數增加、疲乏無力、甲狀腺彌漫性對稱性腫大（少數不對稱，腫大明顯）。

甲亢患者宜補充高蛋白質飲食

甲亢患者通常伴有消瘦、肌肉萎縮等症狀，需要額外補充蛋白質，每天蛋白質的供給量應根據自己的體重來計算，保證每千克體重補充 1.5 克以上的蛋白質，其中，優質蛋白質的供應量佔 60% 以上。如體重為 65 千克的甲亢患者，每日應補充蛋白質 97.5 克以上，其中優質蛋白質要達到 58.5 克以上。富含優質蛋白質的食物有瘦畜肉、去皮禽肉、大豆及豆製品、奶類及奶製品、低碘魚類等。

適量增加碳水化合物的攝入

充足的碳水化合物可以提供充足的熱量，還可使蛋白質發揮其特有的生理功能，但是由於甲亢患者會出現類似糖尿病樣的血糖變化，所以膳食中應適量增加碳水化合物的攝入，而不是完全通過增加碳水化合物來提供熱量。

通常應保證每日碳水化合物的供給量佔總熱量的 60% ～ 65%，同時要控制攝入生糖指數高的食物，如減少一部分精製米麵類主食，加入粗雜糧及南瓜、馬鈴薯、淮山等富含澱粉的蔬菜，以平穩血糖。

適量補充鈣、磷

甲亢會導致骨骼的更新率加快，出現骨質脫鈣、骨質疏鬆等症狀，所以每日補充足量的鈣、磷及鉀等礦物質十分必要，尤其是症狀長期得不到控制的患者及老年甲亢患者。富含鈣、磷的食物有牛奶、酸奶、芝士、果仁等。另外，補充維他命 D 有助於促進鈣、磷等礦物質的吸收。

甲亢宜吃食物及食療方

牛肉

富含優質蛋白

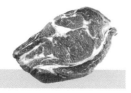

茶樹菇蒸牛肉

材料 牛肉 150 克，乾茶樹菇 30 克。

調料 料酒 2 克，無碘鹽、蠔油各 3 克，胡椒粉、薑末、蒜蓉、粟粉水各 5 克。

做法

❶ 牛肉洗淨，切薄片，加料酒、胡椒粉、蠔油、薑末、粟粉水醃漬 10 分鐘。

❷ 乾茶樹菇泡發，洗淨，放盤中，撒少許無碘鹽拌勻。

❸ 將牛肉片放在茶樹菇上，再鋪一層蒜蓉，入沸水鍋大火蒸 25 分鐘即可。

營養特色

牛肉富含優質蛋白質，容易被身體吸收，能很好地為甲亢患者補充營養和熱量。同時，牛肉中富含鋅，有利於甲亢患者病情的好轉和恢復。

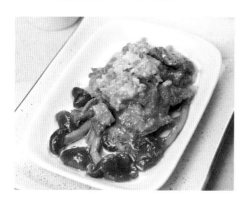

蘋果

補充維他命和礦物質

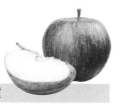

蘋果粟米雞腿湯

材料 蘋果、粟米、雞腿肉各 100 克。

調料 薑片 3 克，無碘鹽少許。

做法

❶ 雞腿肉去皮，切丁，焯一下；蘋果洗淨，去皮、去核，切成塊；粟米洗淨，切段。

❷ 鍋置火上，倒入適量清水，然後放入雞腿丁、粟米、蘋果塊和薑片，大火煮沸，再轉小火煲 40 分鐘，調入無碘鹽即可。

營養特色

甲亢患者代謝快、消耗大、排尿增加，維他命、礦物質的消耗量明顯增多，而蘋果可以為甲亢患者補充維他命和礦物質。同時，蘋果中含有的果膠可以幫助人體清除體內的垃圾，減少血液中的膽固醇含量。

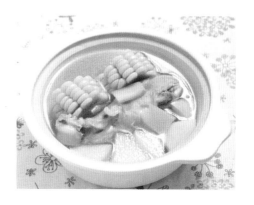

慢性腎炎飲食宜忌

甚麼是慢性腎炎

慢性腎小球腎炎簡稱慢性腎炎，以蛋白尿、血尿、高血壓、水腫為基本臨床表現。24 小時尿蛋白常為 1.5～3.5 克，病變緩慢進展，可有不同程度的腎功能減退，有腎功能惡化傾向，可發展為慢性腎衰，以青中年男性多見。

低蛋白飲食 減輕腎臟負擔

慢性腎炎患者腎功能不全時，蛋白質代謝產物會出現排泄障礙，也可能出現血尿酸堆積。為了降低血中含氮廢物的生成，減輕腎臟負擔，應減少從食物中攝入蛋白質，採用低蛋白飲食。低蛋白飲食中要有一半的蛋白質來源於優質蛋白質。同時，為了減輕腎臟的負擔，應限制豆類、沙丁魚、雞湯、魚湯、肉湯等的攝入。因為這些食物中嘌呤含量高，在腎功能不全時，其代謝產物不能及時排出，會導致高尿酸血症，有損腎臟健康。

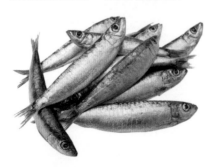

飲食少點鉀，以免引起高血鉀

慢性腎炎患者的腎功能受到損害，如果鉀過多容易導致高鉀血症。高鉀食物，如菠菜、冬筍、白菜、海帶、馬鈴薯、百合、蘑菇、西瓜、橘子、香蕉、葡萄乾以及堅果、豆類等，應該少吃。但許多蔬菜中都含鉀離子，很難從飲食中精確估算，而食物中的鉀離子經過水煮或烹調會溶於水中，腎功能不好的患者，可以先將青菜焯燙 3～5 分鐘後，濾掉水分再進一步烹調，並且要避免肉汁、肉醬、菜湯，不使用含鉀鹽，也要少喝果汁。

限制鈉鹽攝入

慢性腎炎患者往往腎臟的排鈉排水功能下降，鹽和水就會瀦留在血液中，導致血管內的容量增加，血壓升高，嚴重者可能出現心力衰竭，同時增加腎小球內壓力，加速腎功能的損害。因此，慢性腎炎患者應該限制鹽分攝入，但不能盲目禁鹽。

日常生活中，對於沒有水腫、高血壓和尿量減少的患者應低鹽飲食，每日清淡飲食，食鹽和鹹菜、醬油、味精等含有的隱形鹽加一起，每天不超過 5克；對於已經有水腫、高血壓、尿量減少的患者，每天攝鹽量不超過 3 克。

慢性腎炎宜吃食物及食療方

橘子

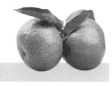

促進機體對鐵的吸收

橘子小棠菜汁

材料 橘子 100 克，小棠菜 100 克，檸檬 50 克，紅蘿蔔 50 克。

做法

❶ 紅蘿蔔洗淨，去皮，切小塊；小棠菜洗淨，入沸水中炒燙一下，撈出過涼，切小段；橘子、檸檬均去皮和子，切小塊。

❷ 將上述材料放入果汁機中，加入適量飲用水攪打均勻即可。

營養特色

這款果蔬汁富含維他命 C、胡蘿蔔素、B 族維他命，可促進機體對鐵的吸收，防止慢性腎炎患者出現貧血，還能提高機體免疫力。

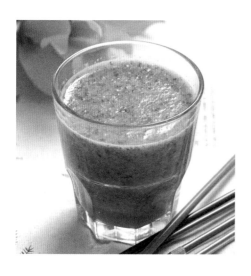

鴨肉

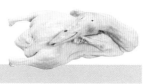

強精補腎

鴨肉西芹蛋黃粥

材料 糯米 100 克，西芹 20 克，鴨肉 50 克，熟蛋黃 1 個。

調料 葱末 5 克，薑絲 5 克。

做法

❶ 糯米洗淨，浸泡 4 小時；鴨肉切片；熟蛋黃切小粒；西芹洗淨，切丁。

❷ 鍋內倒水燒開，放糯米煮沸，轉小火煮至熟，放鴨肉片、蛋黃粒、薑絲、西芹丁煮熟，撒葱末即可。

營養特色

此粥有強精補腎、潤腸益胃、補氣和血等多種功效，適合慢性腎炎患者食用。

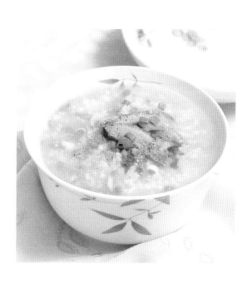

骨質疏鬆飲食宜忌

甚麼是骨質疏鬆

　　骨質疏鬆正在悄無聲息地損害數以億計的中老年人群健康，且發病率逐年上升。骨質疏鬆最明顯的危害就是導致骨折，其中髖部骨折居多，由於早期症狀不明顯，很多患者常常等到骨折時才發現自己患上了骨質疏鬆。有報道顯示，50歲以上的人群中，女性3人中有1人，男性5人中有1人可能會發生骨質疏鬆性骨折。

合理飲食能最大程度避免骨質疏鬆的發生

　　35歲時，人體骨密度達到了頂峰，之後逐漸下降，對於骨質疏鬆，預防勝於治療。從飲食營養方面看，骨質疏鬆症的發生與鈣、磷、維他命D、維他命C和蛋白質等營養素的缺乏有着密切關係。鈣、磷和蛋白質是骨質重要組成成分；維他命D在鈣、磷代謝上發揮重要調節作用；蛋白質是組成骨基質的原料，可增加鈣的吸收和儲存，對防止和延緩骨質疏鬆有利；維他命C對膠原合成有利。這些營養素可以通過飲食進行補充，因此合理飲食，能最大程度避免骨質疏鬆的發生。

優質蛋白質可降低骨質疏鬆發生危險

　　蛋白質是構成骨骼有機基質的基礎原料，部分氨基酸和肽化合物有利於鈣質的吸收。長期缺乏蛋白質可導致血漿蛋白水平降低，影響骨基質蛋白質合成及新骨形成，不利於骨健康。

　　因此，適量增加飲食中的優質蛋白質攝入可以降低骨質疏鬆發生危險，富含優質蛋白的食物有蛋類、牛奶、豬肉、魚、去皮禽肉等。

多吃成鹼性食物，調節骨質代謝

　　控制飲食結構，避免酸性物質攝入過量，可有效防止鈣流失，預防骨質疏鬆。大多數的蔬菜水果都屬成鹼性食物，大多數的肉類、穀物、糖、酒、魚蝦等都屬成酸性食物。蔬菜水果進入人體後更有利於維持血液中鈣濃度的穩定，保持人體弱鹼性環境，從而有效預防和緩解骨質疏鬆。

骨質疏鬆宜吃食物及食療方

豆腐

含鈣，促進骨質生長

排骨豆腐蝦皮湯

材料　排骨 250 克，豆腐 300 克，蝦皮 5 克，洋葱 50 克。

調料　薑片、料酒、鹽各適量。

做法

❶ 排骨洗淨，斬段，用沸水汆燙，撇出浮沫，撈出瀝乾水分；豆腐切塊。

❷ 將排骨、薑片、料酒放入砂鍋內，加入適量水，大火煮沸，轉小火繼續煮至七成熟。加豆腐、蝦皮、洋葱，繼續小火煮至熟，加鹽調味即可。

營養特色

豆腐含鈣和蛋白質，蝦皮含鈣較多，排骨富含多種營養素。鈣是骨質生長的必需材料，而骨膠原是以蛋白質為原料的，適當補充蛋白質可有效防治骨質疏鬆。

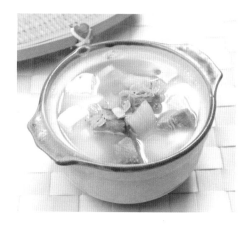

西蘭花

有助骨骼健康

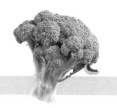

蒜蓉西蘭花

材料　西蘭花 400 克，蒜蓉 20 克。

調料　鹽 3 克，粟粉水適量，麻油少許。

做法

❶ 西蘭花洗淨，去柄，掰成小塊。

❷ 鍋置火上，倒入清水燒沸，將西蘭花下鍋焯一下撈出。

❸ 鍋內放油，燒至六成熱，將蒜蓉下鍋爆香，倒入西蘭花，加鹽翻炒至熟，用水澱粉勾芡，點麻油調味即可。

營養特色

西蘭花營養豐富，富含礦物質、維他命 C 和胡蘿蔔素等，有助於骨骼健康。

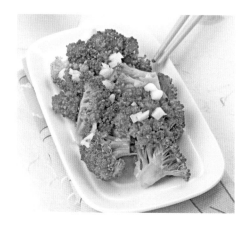

第七章　其他常見慢性病，防治飲食宜忌全攻略 ●

吃得對 踢走慢性病

作者
史文麗

編輯
Catherine Tam

美術設計
Nora Chung

排版
Sonia
Rosemary

出版者
萬里機構出版有限公司
香港鰂魚涌英皇道1065號東達中心1305室
電話：2564 7511
傳真：2565 5539
電郵：info@wanlibk.com
網址：http://www.wanlibk.com
　　　http://www.facebook.com/wanlibk

萬里機構

發行者
香港聯合書刊物流有限公司
香港新界大埔汀麗路36號
中華商務印刷大廈3字樓
電話：2150 2100
傳真：2407 3062
電郵：info@suplogistics.com.hk

萬里 Facebook

承印者
中華商務彩色印刷有限公司

出版日期
二〇一九年二月第一次印刷
二〇一九年七月第二次印刷

ISBN 978-962-14-6980-9

本書的出版，旨在普及醫學知識，並以簡明扼要的寫法，闡釋在相關領域中的基礎理論和實踐經驗總結，以供讀者參考。基於每個人的體質各異，各位在運用書上提供的藥方進行防病治病之前，應先向家庭醫生徵詢專業意見。

本中文繁體字版本經原出版者中國紡織出版社授權出版，並在香港、澳門發行。